农村居民
预防接种手册

《农村居民预防接种手册》编写组 编

河南科学技术出版社
·郑州·

图书在版编目（CIP）数据

农村居民预防接种手册 /《农村居民预防接种手册》编写组编 . — 郑州：河南科学技术出版社，2015.2
ISBN 978-7-5349-7675-9

Ⅰ. ①农… Ⅱ. ①农… Ⅲ. ①预防接种 - 手册 Ⅳ. ① R186-62

中国版本图书馆 CIP 数据核字 (2015) 第 042345 号

出版发行：	河南科学技术出版社
地　址：	郑州市经五路 66 号　　邮编：450002
电　话：	（0371）65788613　65737028
网　址：	www.hnstp.cn
策划编辑：	马艳茹　邓　为
责任编辑：	李　林
责任校对：	柯　姣
封面设计：	张　伟
版式设计：	王高峰
责任印制：	朱　飞
印　　刷：	郑州新海岸电脑彩色制印有限公司
经　　销：	全国新华书店
幅面尺寸：	170 mm×240 mm　　印张：7　字数：120 千字
版　　次：	2015 年 2 月第 1 版　　2015 年 2 月第 1 次印刷
定　　价：	24.00 元

如发现印、装质量问题，影响阅读，请与出版社联系并调换。

前言

地震、泥石流、洪水，这些自然灾害无时无刻不带来死亡的威胁；心绞痛、高血压危象、哮喘发作，这些生活中的意外和突发事件随时会危及生命；传染病流行、预防接种等更是和健康息息相关。面对这些突发意外，掌握正确的方法，及时处理，至关重要。

随着社会进步和农村地区经济条件的改善，农民朋友的自我安全意识有了增强，自救、互救能力在一些突发事件和意外伤害事故中也得到了一定的体现。但需要指出的是，应急救护等知识的普及还有限，特别是在一些如地震、泥石流、洪涝灾害等突发事件中，由于农民朋友的避险应急技能不足，导致了不少悲剧发生。在面对传染病和预防接种时，由于知识不足，没有能第一时间处理传染源，或是没有及时接种免疫，导致了不该发生的悲剧，造成了不应有的损失和遗憾。因此，给农民朋友提供力所能及的应急知识、传染病防治知识、预防接种知识，能有效避免生活中意外事件造成的损失，最大限度地保护群众的生命和健康安全。

我们组织编写的这些农村知识手册，既有侧重于应急知识的《农村应急自救手册》，也有侧重于传染病预防的《农村居民传染病防治手册》，还有主要针对预防接种知识传播的《农村居民预防接种手册》。这些图书，内容包括"警示""自己如何做""实用技巧""进一步建议"等。根据农民朋友的阅读习惯及接受水平，以普及、引导为出发点，图文并茂、通俗易懂。由医学专业人士用科普语言写成的这些图书，相信能够避免谬误，活泼的语言与漫画插图，也有助于读者理解深奥的医学知识。

经济的发展，是要让人民群众生活更幸福，离开了健康，享受生活就无从谈起。普及健康知识，提高公众的防病治病意识，增强农民朋友面对应急事件时的自救和互救能力，这也是社会主义新农村建设的重要内容。我们编写的这些图书，能让广大群众从中学到应急救护、传染病防治、预防接种的知识，能够成为农民朋友自我学习的主要教材和载体。

由于我们水平有限，编写时间仓促，书中难免有不少缺憾甚至错误，希望读者不吝赐教，以便于我们及时修订更正，以臻完善。

本书编写组
2015 年 2 月

目录

一、感染、传染和免疫 1

1. 什么是感染? ……………………………………… 2
2. 什么是传染? ……………………………………… 3
3. 什么是免疫? ……………………………………… 4
4. 免疫力与抵抗力 …………………………………… 5
5. 人体的皮肤和黏膜在抗感染上有什么作用? …… 6
6. 什么是非特异性免疫? …………………………… 7
7. 特异性免疫 ………………………………………… 8
8. 什么是T淋巴细胞? ……………………………… 9
9. 什么是B淋巴细胞? ……………………………… 10
10. 什么是超敏反应? ………………………………… 11
11. 为什么会发生青霉素过敏? ……………………… 12
12. 什么是自身免疫?常见自身免疫病有哪些? …… 13
13. 什么是免疫缺陷病?常见免疫缺陷病有哪些? … 14
14. 什么是主动免疫? ………………………………… 15
15. 什么是被动免疫? ………………………………… 16

二、疫苗和预防接种 17

16. 预防接种的发展历史 ……………………………… 18
17. 我国预防接种工作的发展 ………………………… 19
18. 什么是疫苗? ……………………………………… 20
19. 为什么说疫苗是预防传染病的有力武器? ……… 21
20. 什么是生物制品?可分为哪几类? ……………… 22
21. 什么是合成肽疫苗? ……………………………… 23

22. 什么是基因工程疫苗？ …………………………… 24
23. 什么是减毒疫苗？ ………………………………… 25
24. 什么是灭活疫苗？ ………………………………… 26
25. 什么是多糖疫苗和重组疫苗？ …………………… 27
26. 什么是DNA疫苗？ ………………………………… 28
27. 什么是联合疫苗？ ………………………………… 29
28. 什么是亚单位疫苗？ ……………………………… 30
29. 什么是免疫血清？使用免疫血清应注意什么？ … 31
30. 什么是预防接种？预防接种有哪几种途径？ …… 33
31. 为什么预防接种能预防传染病？ ………………… 35
32. 怎么预防晕针？ …………………………………… 36
33. 影响预防接种效果的因素有哪些？ ……………… 37
34. 预防接种的不良反应有哪些？怎样防治？ ……… 41
35. 什么是预防接种偶合症？ ………………………… 43
36. 成人需要接种疫苗吗？ …………………………… 44
37. 接触传染病患者后再接种疫苗还有用吗？ ……… 45
38. 为什么有人接种过疫苗还得病？ ………………… 46
39. 哪些情况应暂缓预防接种？ ……………………… 47
40. 免疫缺陷者是否可以接种疫苗？ ………………… 48
41. 患过某种传染病后还需要接种相关疫苗吗？ …… 49

三、免疫规划与扩大国家免疫规划疫苗　50

42. 什么是计划免疫？ ………………………………… 51
43. 什么是免疫规划？ ………………………………… 52
44. 扩大国家免疫规划相关政策 ……………………… 53

45. 扩大国家免疫规划疫苗接种程序 …………………………… 54
46. 结核病和卡介苗 …………………………………………… 55
47. 脊髓灰质炎和口服脊髓灰质炎病毒活疫苗 ………………… 56
48. 百日咳、白喉、破伤风和
    吸附无细胞百日咳、白喉、破伤风联合疫苗 …………… 57
49. 乙型病毒性肝炎和乙肝疫苗 ………………………………… 59
50. 麻疹和麻疹活病毒疫苗 ……………………………………… 61
51. 流行性脑脊髓膜炎和脑膜炎球菌多糖疫苗 ………………… 62
52. 流行性乙型脑炎和乙型脑炎减毒活疫苗 …………………… 63
53. 麻疹风疹联合减毒活疫苗 …………………………………… 64
54. 麻疹、腮腺炎和风疹联合病毒活疫苗 ……………………… 65
55. 甲型病毒性肝炎和甲肝减毒活疫苗 ………………………… 66

四、其他疫苗　67

56. 吸附白喉破伤风联合疫苗 …………………………………… 68
57. 霍乱和重组B亚单位/菌体霍乱疫苗（肠溶胶囊）……… 69
58. 水痘和带状疱疹与水痘疫苗 ………………………………… 70
59. 狂犬病和狂犬病疫苗 ………………………………………… 72
60. 抗狂犬病血清 ………………………………………………… 74
61. 人狂犬病免疫球蛋白 ………………………………………… 75
62. 流行性感冒和流感疫苗 ……………………………………… 76
63. b型流感嗜血杆菌感染和b型流感嗜血杆菌结合疫苗 … 77
64. 肺炎和肺炎球菌结合疫苗 …………………………………… 78
65. 肺炎球菌多糖疫苗 …………………………………………… 79
66. 伤寒和伤寒疫苗 ……………………………………………… 80

67. 肾综合征出血热和
    肾综合征出血热灭活疫苗（Ⅰ型、Ⅱ型） ……………… 82
68. 钩端螺旋体病和钩端螺旋体疫苗 ………………………… 83
69. 轮状病毒腹泻和口服轮状病毒活疫苗 …………………… 84
70. 流行性斑疹伤寒和斑疹伤寒疫苗 ………………………… 85
71. 鼠疫和鼠疫疫苗 …………………………………………… 86
72. 五联疫苗 …………………………………………………… 87
73. 炭疽和皮上划痕人用炭疽活疫苗 ………………………… 88
74. 手足口病和手足口病疫苗 ………………………………… 89
75. 黄热病和黄热病疫苗 ……………………………………… 90
76. 森林脑炎和森林脑炎疫苗 ………………………………… 91
77. 乙型肝炎人免疫球蛋白 …………………………………… 92
78. 细菌性痢疾和细菌性痢疾疫苗 …………………………… 93

附录

附录1 扩大国家免疫规划实施方案 ………………………… 94
附录2 河南省扩大国家免疫规划相关知识 ………………… 98
附录3 预防接种证相关知识 ………………………………… 99
附录4 认识人感染H7N9禽流感 ………………………… 100
附录5 心肺复苏法 …………………………………………… 102

一、感染、传染和免疫

　　健康是幸福生活的基本条件之一，拥有健康，才拥有一切。拥有健康，首先要远离疾病。生活中，我们也许会受伤，这时我们往往担心伤口感染；去医院看病时，医生有时说我们生病是由于免疫力低下，感染了细菌或病毒。那么，感染了这些细菌和病毒是不是就是得了传染病呢？会不会传染给我们的家人呢？免疫又是什么呢？让我们穿越重重迷雾，一起来了解一下感染、传染和免疫吧。

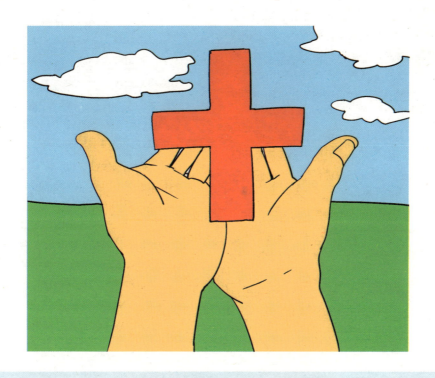

1. 什么是感染？

感染是指病原体主动或被动突破机体的固有免疫屏障，侵入机体，并在入侵部位或者其他部位繁殖，是病原体和机体相互作用的过程。病原体是指感染人体后可导致疾病的微生物与寄生虫，包括病毒、衣原体、立克次体、支原体、细菌、螺旋体和真菌；寄生虫主要有原虫和蠕虫。病原体感染引起的疾病属于感染性疾病，但感染性疾病并不一定具有传染性，其中有传染性的才是传染病。

 感染的表现

病原体通过各种途径进入人体，就开始了感染的过程。在病原体和人体相互作用过程中，形成不同的表现。
- 病原体被清除：病原体侵入人体后被清除，患者无任何不适。
- 隐性感染：又叫亚临床感染，是指病原体侵入人体后，不引起或只引起轻微的组织损伤，因而患者常无任何症状、体征，只有通过免疫学检查才能发现。发生隐性感染后，大多数人获得不同程度的特异性免疫，病原体被清除；少数人转变为病原携带者。
- 显性感染：又叫临床感染，是指病原体侵入人体后，引起组织损伤，患者常有不同程度的症状、体征。显性感染的转归有三种。①病原体被清除，患者获得持久免疫，不易再受感染。②感染后免疫并不稳固，容易再受感染发病。③小部分显性感染转变为病原携带状态，患者成为恢复期携带者。
- 病原携带状态：发生在隐性或显性感染后，病原体未被机体清除，仍在体内继续存在，并不断向体外排放，患者没有感染的症状、体征。按病原体种类不同分为带病毒者、带菌者或带虫者。通常，携带病原体持续时间短于3个月者为急性携带者；长于3个月者为慢性携带者。但是，乙型病毒性肝炎病毒感染超过6个月者才算是慢性携带者。并非所有的传染病都有慢性状态。
- 潜伏性感染：是指病原体侵入人体后，机体免疫功能足以将其局限化而不引起显性感染，但又不足以将其清除时，其便长期潜伏起来，待机体免疫功能下降时，才引起显性感染。常见的潜伏性感染有单纯疱疹、带状疱疹、疟疾、结核等。潜伏性感染期间，病原体一般不排出体外，这一点与病原携带状态不同。

 实用技巧

平时应注意锻炼身体，增强机体抵抗力。身体出现不适应及时去医院，以免延误病情。

2. 什么是传染？

传染是指病原体由传染源（体内有病原体生长、繁殖，并能传播病原体的人或动物。包括患者、病原携带者）排出，通过一定的途径（飞沫、大小便、血液、接触或蚊虫叮咬等）侵入易感者体内的过程。传染病是指由病原体引起的，能在人与人、动物与动物或人与动物之间相互传染的疾病。例如，麻疹在人与人之间传染，猪痢疾在猪中传染，鼠疫可以在人和动物之间传染。

 传染病的流行过程

不是所有的传染病都会引起流行。传染病流行需要同时存在三个条件：传染源、传播途径和易感人群。

- 传染源：体内有病原体生长、繁殖，并能将其排出体外的人或动物。传染源包括传染病患者、隐性感染者、病原携带者和受感染的动物。
- 传播途径：病原体离开传染源到达另一个易感者的途径。不同的传染病有不同的传播途径。例如，麻疹、结核病通过空气中的飞沫传播病原体；伤寒、霍乱和细菌性痢疾通过被病原体污染的食物、餐具等传播；钩端螺旋体病、钩虫病和血吸虫病通过接触被病原体污染的水或土壤传播；疟疾、流行性乙型脑炎和斑疹伤寒通过蚊虫叮咬传播；乙型、丙型病毒性肝炎和艾滋病通过应用血制品传播，也可母婴传播。
- 易感人群：对某种传染病缺乏特异性免疫力的人称易感者。易感者对这种病原体具有易感性。

 传染过程

传染过程也叫传染病过程，包括潜伏期、前驱期、症状明显期和恢复期四个阶段。

- 潜伏期：从病原体侵入人体起，至开始出现临床症状为止的时期。每一个传染病的潜伏期都有一个范围（最短、最长），呈常态分布，是检疫工作观察、留验接触者的重要依据。例如，艾滋病的常见潜伏期是 2～15 年，平均为 8～10 年，但有的人感染后数月就可出现症状，而有的人感染后 15 年才有症状。
- 前驱期：从出现症状到症状明显的时期。前驱期一般持续 1~3 天，大多表现为头痛、发热、食欲缺乏和肌肉酸痛等。有些起病急骤的传染病可无前驱期。
- 症状明显期：前驱期后，有些传染病如麻疹、水痘进入症状明显期，出现具有该病特征的症状如皮疹、水疱等。有些传染病如脊髓灰质炎，大部分患者可随即进入恢复期。
- 恢复期：此期患者的症状和体征基本消失，食欲和体力逐渐恢复，有些传染病的病原体可能未完全清除，如霍乱、细菌性痢疾仍具有传染性。有些传染病可在此期出现复发，如伤寒、疟疾、细菌性痢疾等。

3. 什么是免疫？

免疫原意是免除赋税或徭役，后为免疫学借用，引申为免除瘟疫，即抵御传染病的能力。随着医学的进步，现代医学认为免疫是机体对抗原性异物的识别和清除，正常的免疫应答帮助机体清除病原体，而异常的免疫应答则可导致多种免疫相关疾病。

与免疫有关的概念

- 抗原：是指能刺激机体产生（特异性）免疫应答，并与免疫应答产物抗体和致敏淋巴细胞结合，发生免疫效应的物质。抗原根据化学性质分为蛋白质、多肽及其化合物。此外，尚有多糖、脂类和核酸。抗原具有特异性是指抗原与其受体（T淋巴细胞受体和B淋巴细胞受体）或免疫应答产物抗体专一结合的性质。简单地说，一定种类的抗原只能使机体产生相应的抗体。例如，伤寒杆菌只能产生伤寒杆菌抗体，而不能产生鼠疫杆菌抗体。

- 抗体：是指机体的免疫系统在抗原刺激下，由B淋巴细胞或记忆细胞增殖分化成的浆细胞所产生的、可与相应抗原发生特异性结合的免疫球蛋白。一定种类的抗体只能与相应的抗原起作用。例如，鼠疫患者体内产生的抗体只能对鼠疫杆菌起作用。

- 免疫系统：包括免疫器官、免疫细胞和免疫分子。①免疫器官是免疫细胞发生、发育、成熟和产生免疫应答的器官，包括骨髓、胸腺、脾和淋巴结等。②免疫细胞是参与免疫应答或与免疫应答有关的细胞，包括淋巴细胞、单核细胞、巨噬细胞、粒细胞、肥大细胞，以及它们的前体细胞等。③免疫分子包括免疫球蛋白、补体、干扰素、白细胞介素等。

- 免疫应答：是指机体免疫系统对抗原刺激所产生的以清除抗原为目的的生理过程。免疫学家将免疫应答分为抗原识别、免疫细胞活化、效应三个阶段。

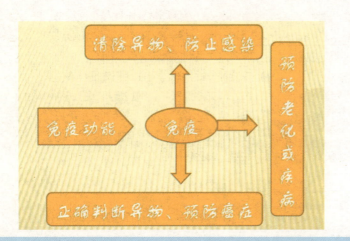

免疫三大功能

1 防御功能：清除异物。

2 稳定功能：清除体内损伤或衰老的细胞。

3 监视功能：清除体内突变或畸变细胞，如癌细胞。

4. 免疫力与抵抗力

我们通常说的免疫力是人体自身的防御机制，是人体控制病原体及其产物的直接损害并最终清除感染的病原体，处理衰老、损伤、死亡、变性的自身细胞，以及识别和处理体内突变细胞和病毒感染细胞的能力，保持身体健康。为使机体免疫系统符合正常的生理功能需要，必须进行免疫系统的调节。免疫系统的调节是指免疫系统内免疫细胞间、免疫细胞与免疫分子间，以及免疫系统与其他系统间的相互作用，构成一个相互协调、相互制约的网络结构，从而维持机体内环境的稳定。免疫调节作用是精细的、复杂的和多层次的。

抵抗力差

抵抗力差的原因有多种。

- 心理因素：紧张、焦虑等会对神经系统造成不良影响，进而影响免疫系统的调节。
- 劳累、睡眠不足：劳累和睡眠不足会加重神经系统等的负担，进而影响免疫系统的调节。
- 饮食因素：饮食不规律、不均衡，会影响免疫系统的营养供给，从而影响免疫功能。
- 运动不足：运动不足会导致体力下降，降低机体抗疲劳的能力，进而影响免疫系统的调节。

免疫力低下

- 免疫力低下常表现为容易被感染（上呼吸道感染、中耳炎、皮肤感染等）和患癌症，小儿还可表现为接种疫苗后容易感染。
- 通常情况下，免疫力低下是由于免疫系统功能失调或免疫缺陷引起的。

实用技巧

1. 保持心情愉快，学会适度减压。
2. 劳逸结合，保证充足睡眠。
3. 均衡营养，适量饮水。
4. 加强锻炼，增强体质。

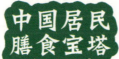

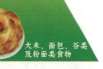

5. 人体的皮肤和黏膜在抗感染上有什么作用？

皮肤和黏膜是人体抗感染的第一道防线。

 皮肤

皮肤被覆在机体表面，是人体面积最大的器官。皮肤由表皮和真皮构成，借皮下组织与深层组织相连。皮肤附属器包括毛发、皮脂腺、汗腺和指（趾）甲等。

- 真皮中含有大量的胶原纤维和弹力纤维，使皮肤既坚韧又柔软，具有一定的抗拉性和弹性。当受外力摩擦或牵拉后，仍能保持完整，并在外力去除后恢复原状。皮下组织疏松，含有大量脂肪细胞，有软垫作用，可减缓外力的撞击，保护内部组织不受损伤。
- 表皮的角质层是不良导体，对电流有一定的绝缘能力，可以防止一定量电流对人体的伤害。角质层和黑色素颗粒能反射和吸收部分紫外线，阻止其射入体内伤害内部组织。皮脂腺能分泌皮脂，汗腺分泌汗液，两者混合，在皮肤表面形成一层乳化皮肤膜。它可以滋润角质层，防止皮肤干裂，阻止体内水分被蒸发和体外水分的渗入。
- 角质层细胞的主要成分为角质蛋白，对弱酸、弱碱的腐蚀有一定的抵抗力。汗液在一定程度上可冲淡化学物质的酸碱度，保护皮肤。
- 皮肤表面的皮脂膜呈弱酸性，能阻止皮肤表面的细菌、真菌侵入，并有抑菌、杀菌作用。

 黏膜

完整黏膜上皮组织是构成机体内、外环境之间的一种物理性屏障，是黏膜局部固有免疫的重要因素。黏膜上皮组织能分泌一系列的抗微生物肽，如防御素、溶菌酶等抗微生物物质。黏膜上皮细胞分泌炎症性和调节性细胞因子，参与炎症反应和调节免疫应答。

- 消化系统黏膜：消化系统包括口腔、咽、食管、胃、小肠、大肠、肝和胰等。肝和胰是实质性消化器官，没有黏膜。口腔、咽、食管和胃等空腔消化器官内壁覆盖有黏膜。消化系统黏膜除了具有消化吸收功能外，还有保护功能。
- 鼻黏膜：分为前庭部、呼吸部和嗅部。前庭部黏膜有鼻毛，能阻挡空气中的尘埃等异物。呼吸部黏膜表面有纤毛，能将黏着的细菌及尘埃颗粒推向咽部而被咳出；呼吸部黏膜富含血管，丰富的血流通过散热和渗出可以对吸入的空气加温或加湿。嗅部黏膜可以产生嗅觉。
- 气管黏膜：①气管黏膜表面的纤毛向咽部摆动，将尘埃、细菌等推向咽部而被咳出，净化吸入的空气。②黏附空气中的异物颗粒，溶解吸入的二氧化硫等有毒气体。③具有防御功能，对细菌、病毒有杀灭作用。
- 阴道黏膜：使阴道呈弱酸性，抑制菌生长。

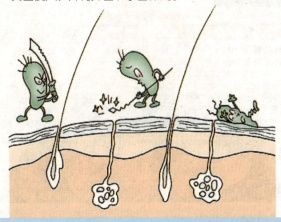

6. 什么是非特异性免疫？

因为非特异性免疫出生时就具有，所以又称固有免疫、先天性免疫。非特异性免疫可对病原体快速产生反应，同时在特异性免疫的启动和效应过程也起着重要作用。参与非特异性免疫的有组织屏障（皮肤和黏膜系统、血脑屏障、胎盘屏障等），固有免疫细胞（吞噬细胞、杀伤细胞、树突状细胞等），固有免疫分子（补体、细胞因子、酶类物质等）。体液中的杀菌物质属于人体抗感染的第二道防线。

非特异性免疫的三个阶段

- 第一个阶段发生在感染0~4小时。皮肤黏膜的上皮细胞和表面的正常菌群作为体表屏障，可阻止病原体入侵。如果有病原体通过体表屏障，进入皮肤和黏膜下时，可以被此处的巨噬细胞和中性粒细胞吞噬清除。通常，大多数病原体感染终止于此阶段。
- 第二个阶段发生在感染4~96小时。病原体没有被巨噬细胞和中性粒细胞清除，此时，吞噬细胞活化，不仅增强吞噬和杀伤功能，还可以刺激产生炎症反应，有助于抗体等到达感染部位，促进病原体的清除。
- 第三个阶段发生在感染96小时之后。此时未被清除的感染因子直接或被抗原递呈细胞摄取后进入外周淋巴器官和组织，被巨噬细胞等加工处理后的抗原以MHC（组织相容性复合体）-肽复合物提呈给T淋巴细胞，诱导产生特异性免疫应答，最终高效并特异性地清除感染物。

非特异性免疫的特点

1. 作用范围广。
2. 反应快。病原体一旦接触机体，立即遭到机体的排斥和清除。
3. 有遗传性，出生后即具有非特异性免疫能力，并能遗传给后代。
4. 免疫力不受入侵抗原的强弱或次数影响。

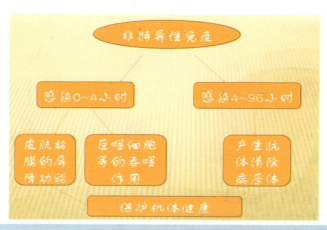

7. 特异性免疫

特异性免疫与非特异性免疫相反,是获得免疫,是经后天感染(病愈或无症状的感染)或人工预防接种(菌苗、疫苗、类毒素、免疫球蛋白等)而使机体获得抵抗感染能力。这种免疫只针对一种病原体产生免疫反应。例如,前面讲到的鼠疫患者体内产生的抗体只能对鼠疫杆菌起作用,其实就是一种特异性免疫。特异性免疫能抵抗同一种微生物的重复感染,但不能遗传。参与特异性免疫的是免疫系统,是人体的第三道防线。

特异性免疫的种类

特异性免疫可以分为细胞免疫和体液免疫。产生细胞免疫和体液免疫的主要是T淋巴细胞和B淋巴细胞,它们都是免疫细胞。

- 细胞免疫:病原体侵入机体,攻克机体的第一道和第二道防线,进入细胞内部。这时,T淋巴细胞迅速活跃,消灭并清除病原体。

- 体液免疫:病原体侵入机体,攻克机体的第一道和第二道防线,在刺激机体产生抗体后,被抗体结合并消灭。

特异性免疫的三个阶段

1 感应阶段:处理和识别病原体。

2 反应阶段:T淋巴细胞和B淋巴细胞增殖分化,少数形成记忆细胞。记忆细胞平时处于静息状态,同一种病原体再次入侵时,迅速活跃,增殖为浆细胞和致敏淋巴细胞。

3 效应阶段:浆细胞分泌抗体、致敏淋巴细胞分泌淋巴因子,共同杀灭病原体。

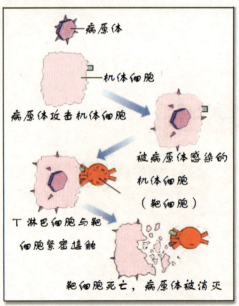

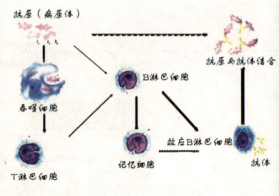

8. 什么是 T 淋巴细胞？

T 淋巴细胞分布于外周淋巴器官或淋巴组织，并通过淋巴管、外周血液和组织液等进行再循环，占血液中淋巴细胞的 70% 左右，寿命较长。T 淋巴细胞平时处于休息状态，一旦接触与其相匹配的病原体，它们便活跃、增殖，参与免疫反应。由 T 淋巴细胞参与的免疫反应称细胞免疫。

三种不同的 T 淋巴细胞

- 细胞毒性 T 淋巴细胞：简称 Tc 细胞，为一种特异 T 淋巴细胞。细胞毒性 T 淋巴细胞可以在 MHC 限制下，专门分泌各种细胞因子参与免疫作用，直接、连续、特异性地杀伤靶细胞，对某些病毒、肿瘤细胞等抗原物质具有杀伤作用，与自然杀伤细胞构成机体抗病毒、抗肿瘤免疫的重要防线。
- 辅助性 T 淋巴细胞：简称 Th 细胞，能合成白介素-2、干扰素和淋巴等，通过促进细胞毒性 T 淋巴细胞、自然杀伤细胞及巨噬细胞活化和增殖，介导细胞毒效应，在抗细胞内病原体（包括病毒、细菌及寄生虫等）方面发挥重要作用。T 淋巴细胞辅助功能是 Th 细胞辅助其他淋巴细胞发挥免疫活性的功能，Th1 细胞与细胞免疫及迟发型超敏性炎症形成有关；Th2 细胞可辅助 B 淋巴细胞分化为抗体分泌细胞，与体液免疫应答相关。
- 抑制性 T 淋巴细胞：简称 Ts 细胞。Ts 细胞数量很少，在免疫应答后期增多。它的主要功能不是杀灭病原体，而是分泌一种细胞因子。这种细胞因子多具有免疫抑制功能，在多种免疫性疾病中起重要的调节作用。

T 淋巴细胞的生命周期

T 淋巴细胞最初（胚胎时期及出生后）来源于造血干细胞。在机体发育早期，它们 3~5 天更新一次，约 95% 的 T 淋巴细胞在胸腺内死亡。5% 的 T 淋巴细胞继续分化成熟，其中 1% 的 T 淋巴细胞成为具有免疫活性的 T 淋巴细胞。它们更新慢、寿命长，约数月至数年，甚至长达终生。

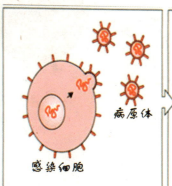
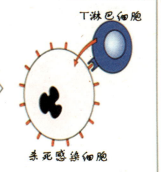

9. 什么是 B 淋巴细胞？

B 淋巴细胞主要位于淋巴滤泡（淋巴结浅皮质区，分为初级淋巴滤泡和次级淋巴滤泡），外周组织中静息态 B 淋巴细胞主要定位在脾脏、淋巴结及黏膜相关淋巴组织的初级滤泡中，并经血液、淋巴液反复循环与重新分布。B 淋巴细胞平时处于静息状态，受抗原刺激后，分化增殖为浆细胞，合成抗体，发挥体液免疫的功能。

 B 淋巴细胞如何介导体液免疫？

- 变成大淋巴细胞：B 淋巴细胞离开骨髓后，如果遇到与其相匹配的病原体，便在外周免疫器官或免疫组织中转化为大淋巴细胞。
- 浆细胞和记忆性 B 淋巴细胞：大部分大淋巴细胞会成为浆细胞，少部分成为记忆性 B 淋巴细胞。
- 发挥免疫作用：浆细胞可以分泌抗体。抗体与抗原相结合，既可以消除抗原的致病作用，又可以加速巨噬细胞对该抗原的吞噬和清除。
- 记忆性 B 淋巴细胞：具有记忆功能，能记住刺激其产生记忆的抗原。当机体再次感染该抗原，其能迅速转化增殖，形成大量具有免疫活性的 B 淋巴细胞，产生更大强度的免疫应答，并使机体长期保持对该抗原的免疫力。

B 淋巴细胞的生命周期

与 T 淋巴细胞相同，B 淋巴细胞最初（胚胎时期及出生后）也来源于造血干细胞。与 T 淋巴细胞不同的是，B 淋巴细胞分化成熟的场所不是胸腺，而是骨髓。B 淋巴细胞的寿命较短，只有数天或数周。

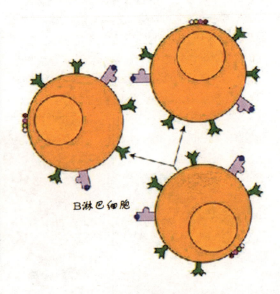

10. 什么是超敏反应？

超敏反应又称变态反应，是异常的、过度的免疫应答，是机体对某些抗原初次应答后，再次接触相同的抗原时所发生的功能紊乱或组织损伤特异性免疫应答。

四种不同的超敏反应

- Ⅰ型超敏反应：相同抗原入侵后，与肥大细胞和嗜碱性粒细胞表面的 IgE 发生交联，导致脱颗粒和活性介质的释放，数分钟内引起平滑肌收缩、毛细血管扩张、通透性增加和腺体分泌增多。Ⅰ型超敏反应主要病变部位是皮肤、呼吸系统、消化系统和心血管系统。因此，患者常表现为荨麻疹、哮喘、过敏性鼻炎、恶心、呕吐、腹痛、腹泻及过敏性休克。
- Ⅱ型超敏反应：是由 IgG 和 IgM 类抗体与靶细胞表面抗原结合后，通过募集和激活炎症细胞及补体系统所致的以细胞裂解和组织损伤为主的病理性免疫反应，又称细胞溶解性变态反应或细胞毒性变态反应。Ⅱ型超敏反应可引起多种疾病，一是同种不同个体间的Ⅱ型超敏反应，如血型不符的输血反应、新生儿溶血症、移植排斥反应；二是多种自身免疫性疾病的发病机制，如自身免疫性溶血性贫血、甲状腺功能亢进、重症肌无力。
- Ⅲ型超敏反应：游离抗原与相应抗体结合为循环免疫复合物，未被及时清除的免疫复合物沉积于毛细血管基底膜等部位，通过激活补体，并在血小板、中性粒细胞等参与下，引起血管及其周围组织炎症，导致组织损伤的反应。病变以水肿、细胞浸润、出血坏死为主，如急性肾小球肾炎，类风湿性关节炎。
- Ⅳ型超敏反应：抗原诱导特异性 Th 细胞激活并产生多种炎性细胞因子，介导以单核细胞浸润和组织细胞变性坏死为特征的局部炎症反应。该反应发生较迟缓，故又称迟发型超敏反应，如接触性皮炎。

免疫球蛋白

免疫球蛋白是一种具有抗体活性或化学结构上与抗体相似的球蛋白。是一类重要的免疫效应分子，多数为丙种球蛋白。可分为 IgA、IgD、IgE、IgG 和 IgM 五大类。

补体

补体是存在于正常人和动物血清及组织液中的一组不耐热、经活化后具有酶活性、可介导免疫应答和炎症的蛋白质。包括 30 余种可溶性蛋白、膜结合性蛋白和补体受体组成的多分子系统，故又称为补体系统。补体活化过程及其活化的产物可介导细胞溶解，调理吞噬、炎症反应，清除免疫复合物等一系列重要的生物学效应。

11. 为什么会发生青霉素过敏？

大家对青霉素都不陌生，它是一种抗菌范围广泛的药物。它的研制成功大大增强了人类抵抗细菌性感染的能力，带动了抗生素家族的诞生。它的出现开创了用抗生素治疗疾病的新纪元。但是，为什么注射青霉素会引起过敏呢？

 青霉素过敏的原因

- 青霉素属于药物半抗原（见右侧），进入机体后，其降解产物与组织蛋白质结合形成完全抗原（见右侧）。
- 完全抗原刺激机体产生 IgE，固定在某些组织的肥大细胞上和血液中的白细胞表面。
- 当具有超敏体质的人再次使用青霉素时，青霉素即与 IgE 结合，发生反应，导致细胞破裂，释放组胺等。
- 组胺等血管活性物质可以使血管扩张、腺体分泌增多，从而产生一系列反应。
- 因此，青霉素过敏反应多发生于再次使用者。
- 青霉素过敏反应属于 I 型超敏反应。

 半抗原和完全抗原

半抗原是只有抗原性而无免疫原性（抗原能诱导机体产生体液免疫或细胞免疫应答的性能）的物质。其可与抗体或致敏淋巴细胞特异性结合，但不能单独诱发免疫应答。

完全抗原是同时具有免疫原性和抗原性的物质，如大多数蛋白质、病原微生物等。

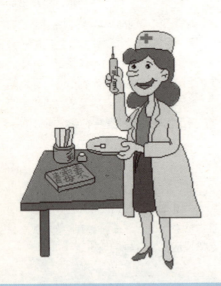
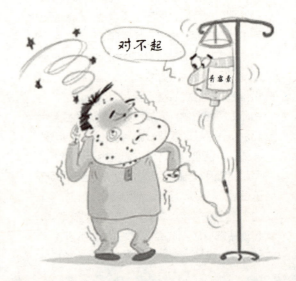

12. 什么是自身免疫？常见自身免疫病有哪些？

自身免疫是机体免疫系统针对某种或多种自身抗原发生免疫应答，产生自身抗体和（或）自身致敏淋巴细胞的现象。在一定条件下，自身免疫应答对正常免疫调节是至关重要的。在某些情况下，机体自身免疫出现异常，自身抗体和（或）自身反应性淋巴细胞攻击表达靶抗原的自身细胞和组织，导致组织器官损伤和生理功能障碍所引起的一类疾病就是自身免疫病。

常见的自身免疫病

- 类风湿关节炎：是一以关节膜炎为特征的慢性全身性自身免疫病，常出现于有遗传倾向的个体，可因滑膜炎致关节内软骨和软骨下骨组织破坏，关节功能障碍，并可累及关节外多种脏器。预防方法，重在早期诊断、早期治疗，以免延误病情。一旦诊断患了类风湿关节炎，应减少或避免加重因素，应戒烟、避免受凉、适当锻炼。

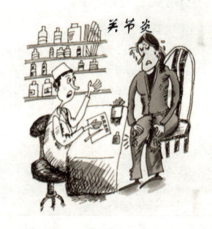

- 系统性红斑狼疮：是一种原因不明、青年女性多发、因免疫调节功能紊乱而出现的多种自身抗体及系统受累为特征的炎性自身免疫性疾病。临床表现多种多样，病情迁延难愈。肾脏受累、感染、神经系统损伤、动脉粥样硬化及心血管损坏是系统性红斑狼疮死亡的主要原因。一旦患有系统性红斑狼疮，应注意避光、给予心理及精神支持、避免疲劳、预防感染、适当锻炼。

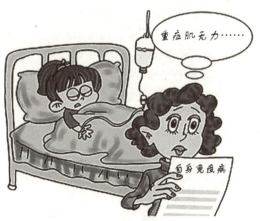

- 重症肌无力：是乙酰胆碱受体抗体介导的、细胞免疫依赖的、补体参与的一种神经肌接头处传递障碍的自身免疫性疾病。临床特征为受累骨骼肌无力和病理性易于疲劳，活动后加剧，休息或使用胆碱酯酶抑制剂后症状可部分缓解。小部分患者经治疗后可完全康复，大部分患者可药物维持，改善症状，绝大多数疗效良好的患者能进行正常的学习、工作和生活。一旦发生危象，死亡率较高。

13. 什么是免疫缺陷病？
常见免疫缺陷病有哪些？

免疫缺陷病是免疫系统因先天发育不全或后天损伤使免疫细胞发育、分化、增殖、调节和代谢异常，导致功能低下或缺陷的一组综合征。按免疫缺陷的发病原因可分为原发性免疫缺陷病和继发性免疫缺陷病两大类。由遗传或先天性免疫系统发育不全引起免疫功能障碍而导致的疾病称为原发性免疫缺陷病。继发性免疫缺陷病则是由后天因素如营养不良、感染、放射线过量、肿瘤等所造成的免疫功能障碍所引起的疾病。免疫缺陷病的临床表现主要为反复感染、难以治愈，严重者可发生肿瘤及自身免疫性疾病。

 常见的免疫缺陷病

- 艾滋病：全称为获得性免疫缺陷综合征，是由人类免疫缺陷病毒感染机体后，引起的一种以细胞免疫严重缺陷、反复机会感染、恶性肿瘤及中枢神经系统退行性变为特点的临床综合征。目前，虽然没有治疗艾滋病的特效药，但艾滋病已成为可控性疾病。
- 选择性IgA缺陷：常染色体显性或隐性遗传的体液免疫缺陷。发病机制不清，有报道与染色体异常及与某些药物如苯妥英、羟化氯喹和青霉胺等使用有关，患者常伴有自身免疫病和超敏反应病。
- 先天性胸腺发育不全综合征：即迪格奥尔格综合征，是由于妊娠早期胚胎第Ⅲ、Ⅳ咽囊发育障碍，以致来源于第Ⅲ、Ⅳ咽囊的胸腺、甲状旁腺、主动脉弓、唇和耳等发育不良。患者具有鱼状唇、眼间距宽和耳朵位置偏低等面部器官畸形特征。患者由于胸腺发育不全，外周血T淋巴细胞重度减少，B淋巴细胞和抗体可正常或偏低。多数完全型先天性胸腺发育不全综合征患儿在婴儿期死亡，死因可为心力衰竭而非感染并发症，但部分患儿的临床经过较为稳定，可长期存活。
- 毛细血管扩张性共济失调综合征：又称Louis-Bar综合征，伴有神经、血管、内分泌、免疫系统和皮肤等多系统损伤。本病在婴幼儿期即反复发生肺部感染和鼻窦炎；在开始走路时出现共济失调，且不断发展，至20~30岁时常因慢性感染和肿瘤而死亡。

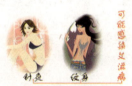

针灸、纹身时如果使用了被HIV污染的针具，有可能感染艾滋病。

蚊虫叮咬不会传染艾滋病。

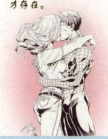

社交性的浅接吻不会感染艾滋病。

深接吻（法国式接吻）理论上存在接近于零的感染艾滋病可能性。这种可能性只有当双方都有牙龈出血或口腔溃疡时才存在。

14. 什么是主动免疫？

主动免疫又叫自动免疫，不是直接自体外引入抗体，是由机体接受抗原（病原体或疫苗）刺激而产生抗体。免疫须经几天、几周或更长时间才出现，但能长久甚至终生保持，且通过注射所需抗原很容易再活化。主动免疫分为天然主动免疫和人工主动免疫。

 天然主动免疫

天然主动免疫是指机体感染病原体后产生的对该类病原体再次入侵不感染的状态，也包括胎儿或新生儿经胎盘或乳汁从母亲处获得抗体的状态。

 人工主动免疫

人工主动免疫是指给机体接种疫苗，使之产生特异性免疫，从而预防感染的措施。用于人工主动免疫的疫苗包括灭活疫苗（如钩端螺旋体疫苗）、减毒活疫苗（如卡介苗）和类毒素（如白喉疫苗）。

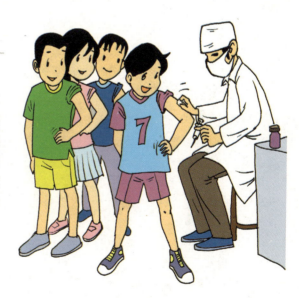

主动免疫用于治疗疾病

- 向体内输入具有免疫原性的物质，诱导机体产生特异性免疫应答而治疗疾病的方法叫作主动免疫治疗。
- 目前，主动免疫可以用于治疗习惯性流产、乳腺癌辅助性治疗、急性白血病等。

15. 什么是被动免疫？

被动免疫是指机体通过获得外源性免疫效应分子（如抗体等）或免疫效应细胞而获得的相应免疫力。它与主动免疫不同，其特点是效应快，没有潜伏期，一经输入，立即可获得免疫力。但维持时间短。按照获得方式的不同，可分为天然被动免疫和人工被动免疫。

天然被动免疫

天然被动免疫是人或动物在天然情况下被动获得的免疫力。例如，母体内的抗体可经胎盘或乳汁传给胎儿，使胎儿获得一定的免疫力。

人工被动免疫

- 人工被动免疫是用人工方法给予人或动物免疫物质（如抗毒素、丙种球蛋白、抗病毒血清）而获得免疫力。
- 如果机体已经感染病原体，采用人工主动免疫便为时过晚，此时可以进行人工被动免疫。
- 人工被动免疫可以使机体即刻获得特异性抗感染免疫能力，及时发挥作用。但这些免疫物质不是患者自己产生的，所以在体内维持的时间短。因此，人工被动免疫主要用于治疗或紧急预防。
- 给予致敏的T淋巴细胞使机体被动获得免疫力，叫作过继免疫，维持的时间比较长，已试用于结核、麻风、某些病毒性和真菌性感染、系统性红斑狼疮、恶性肿瘤等的治疗。

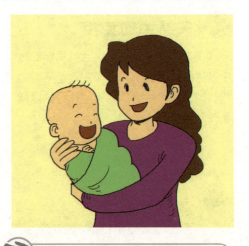

人工被动免疫生物制品

1 抗毒素：能中和某种外毒素的抗体或含有这种抗体的血清。

2 丙种球蛋白：含有多种抗体的免疫物质。可以从胎盘中提取或从正常人血清中提取。可用于预防麻疹、传染性肝炎等。

3 抗病毒血清：一些没有致病毒素的病毒，可以直接将其接种实验动物，当动物获得免疫力后，把含有抗体的血清精制后制成的产品。例如，抗狂犬病的血清和抗乙型脑炎的血清等。

二、疫苗和预防接种

说起疫苗,大家都不陌生。婴儿出生就会接种疫苗,一些特殊的职业也会接种疫苗。疫苗可以帮助我们抵抗疾病,使我们远离某些疾病的困扰。那么,是不是疫苗都一样呢?是不是所有的人都可以接种疫苗呢?在这一章,我们将重点讲述各种不同的疫苗及特殊人群的预防接种。

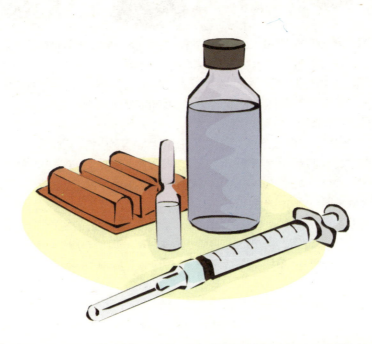

16. 预防接种的发展历史

- 我国是最早使用人工免疫方法预防传染病的国家之一。
- 早在公元 10 世纪，唐、宋时期我国就有了接种人痘（天花病人痘痂）预防天花的记载。当时有痘衣法、痘浆法、旱苗法和水苗法 4 种。一般是把痘痂直接放进健康人的鼻腔内，或把痂皮烘干并研成粉末吹进健康人的鼻腔内，也有的是把天花患者的衣服或涂有天花胞浆的衣服给小儿穿……

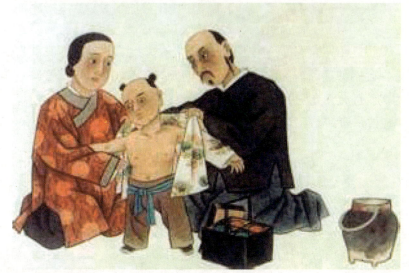

- 明代隆庆年间，我国获得了毒性很小的"太平痘苗"。清代初期，这种痘苗已在我国广泛使用，并引起邻国的关注，逐渐推广至俄罗斯、意大利等欧洲国家。
- 18 世纪，英国人琴纳发现挤奶工人接触牛痘可以不患天花。于是，他把牛痘接种给自己的儿子。通过观察发现，接种牛痘不仅可以预防天花，而且较接种人痘的反应轻微很多。这样，牛痘疫苗就逐步得到了推广和普及。
- 随着显微镜的出现，人类在微观世界里发现了细菌、病毒等微生物。用物理、化学和生物学等方法处理病原微生物，使其灭活或减毒，引发了人类研发和使用疫苗的第一次革命。
- 近年来，随着生物分子学、免疫学的发展，新型疫苗研制技术发展迅猛。新技术的应用讲疫苗由传统的预防疾病扩展到预防和治疗疾病。
- 理想的疫苗应该具有一下特征：①疫苗安全可靠；②疫苗具有良好的免疫原性，单剂接种即可产生持久的保护作用；③适用于婴幼儿早期接种；④一种疫苗可以预防多种疾病；⑤疫苗耐热、稳定；⑥能通过更方便的多种途径接种；⑦物美价廉，以便于疫苗接种的普及。

17. 我国预防接种工作的发展

 计划免疫前期

- 从1950年群众性普种牛痘开始,到卡介苗接种工作,一些重点地区还开展了霍乱疫苗、鼠疫疫苗、斑疹伤寒疫苗、伤寒疫苗和百日咳疫苗的预防接种工作,使得这些对人们健康危害很大的传染病得到了有效控制,并于20世纪60年代初消灭了天花。1959年,卫生部下达了《关于加强预防接种工作的通知》。1963年,卫生部发布了《预防接种工作实施办法》。此后,我国各地逐步把预防接种工作纳入计划管理的轨道。

 计划免疫时期

- 1974年,世界卫生组织提出在全球实施扩大免疫规划。结合我国实际情况,卫生部于1978年提出了适合我国国情的计划免疫,标志着我国预防接种工作步入了计划免疫时期。本时期是我国预防接种工作的重要发展阶段,取得了很多成绩。①预防接种的服务形式发生重大转变;②实施常规免疫、强化免疫、应急接种等综合免疫策略;③免疫服务内容不断扩大,在普及"四苗"接种的基础上,引入了乙肝疫苗、乙型脑炎减毒活疫苗、A群流脑疫苗,麻疹、腮腺炎和风疹联合病毒活疫苗,甲肝疫苗等;④统一了全国儿童免疫程序;⑤基本建立健全了计划免疫冷链系统,进一步完善了预防接种服务体系,实现了以省、县、乡为单位普及儿童免疫目标;⑥建立监测系统并逐渐完善;⑦实现了无脊髓灰质炎的目标;⑧与国际社会开展了大量合作;⑨预防接种工作开始进入法制化、规范化的管理。

 免疫规划时期

- 2000年至今为免疫规划时期。主要是在巩固计划免疫工作成果的基础上,强化免疫规划的管理工作,努力控制与消除疫苗针对传染病。通过创建省级预防接种示范门诊和乡镇、城市社区卫生服务中心预防接种规范化门诊工作,各省建立了比较完善的免疫规划管理和预防接种服务体系,进一步完善了预防接种管理制度和技术规范,城乡形成了以预防接种门诊定点接种为主,预防接种点上门查漏补种为辅的预防接种服务模式,预防接种服务的及时性和有效性得到显著提高,预防接种的管理和服务能力进一步得到加强,免疫预防工作呈现新的发展面貌。

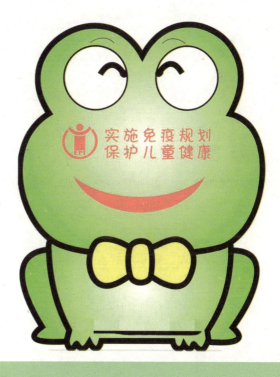

18. 什么是疫苗？

疫苗：广义地讲疫苗是指所有的免疫制剂，即包括用于感染性疾病和非感染性疾病的预防性疫苗和治疗性疫苗；狭义地讲是指为了预防、控制传染病的发生、流行，用于人体预防接种的疫苗类预防性生物制品。过去曾习惯将病毒类制剂称为"疫苗"，细菌类制剂称为"菌苗"，细菌外毒素经脱毒的制剂称为"类毒素"。

 疫苗发展的三个阶段

- 第一个阶段：20 世纪 50 年代前，人类掌握了细菌的体外培养、增殖及其毒素的纯化、灭活等技术，细菌疫苗研制并投入使用。
- 第二个阶段：20 世纪 50～80 年代初，病毒的组织培养和细胞培养技术成熟后，人类可在体外大量培养并提纯病毒，对其进行减毒处理，从而制备减毒活疫苗或灭活疫苗。同时，制备出了细菌多糖疫苗的结合疫苗，即把细菌细胞壁多糖与某种蛋白质分子连接起来，显著地提高了多糖疫苗的免疫原性。
- 第三个阶段：20 世纪 80 年代至今。人类已能用基因工程技术制备病毒疫苗。这样制备的疫苗安全性好，产量高，预防效果得到充分的证实。因此，基因工程疫苗应当是未来疫苗制造技术的方向。

 疫苗的种类

- 减毒疫苗：对"野"病毒或细菌减毒而制备出的，保留了病毒（或细菌）复制（或生长）和引起免疫的能力，但不致病。
- 灭活疫苗：对病毒或细菌培养，然后用加热或化学剂将其灭活制成。灭活疫苗常需多次接种才能产生保护性免疫。
- 多糖疫苗：纯化多糖疫苗是唯一由构成某些细菌表膜的长链糖分子组成的灭活亚单位疫苗。
- 重组疫苗：在基因水平上制备的疫苗。

 疫苗的作用

很多人都知道，疫苗可以预防传染病。随着医学科技的发展，疫苗的作用也不仅局限于此。疫苗通过调整免疫功能，成为有前途的治疗性制剂。

1 抗感染：某些病原体感染后，体内产生的免疫应答不能彻底清除病原体，导致持续性感染，如疱疹病毒。使用治疗性疫苗有可能通过调整免疫功能彻底清除病原体。

2 抗肿瘤：一些病毒的感染和肿瘤的发生密切相关，这些病毒的疫苗可以预防肿瘤。例如，EB 病毒疫苗可以预防鼻咽癌。

3 计划生育：避孕疫苗可用于节育。

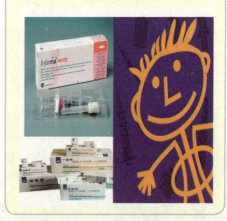

19. 为什么说疫苗是预防传染病的有力武器？

预防传染病的措施包括预防传染病的发生、阻止或延缓传染病的发展、切断传播途径和减少传染病传播。接种疫苗是针对健康个体的最经济、最有效、最方便的一种预防传染病方法。

疫苗在预防传染病中的丰功伟绩

接种疫苗不但保护了机体免受传染病病原体的侵袭，而且限制了病原体在人群中的传播。疫苗的面世，使很多传染病得以被控制或彻底消灭。天花曾经是世界上传染性最强的传染病之一。几千年来，天花夺去了无数人的生命，即使幸存者也难免留下后遗症。牛痘疫苗的出现，使天花得以彻底消灭。

- 脊髓灰质炎也叫小儿麻痹症，危害性很大，一旦患病，重者死亡，轻者残疾，无数儿童因此留下终生遗憾。脊髓灰质炎疫苗的面世，有效预防了脊髓灰质炎，大大降低了脊髓灰质炎的发病率。
- 甲肝疫苗、乙肝疫苗、脑膜炎疫苗及狂犬病疫苗等也大大降低了相应疾病的发病率。

为什么接种疫苗能预防疾病？

当细菌或病毒侵入人体时，身体就产生一种抵抗这种细菌或病毒的物质，叫作抗体。病好后，这种特异性抗体仍然存留在体内，如再发生有这种细菌或病毒侵入人体，人就有抵抗力而不再患此病。例如，麻疹、水痘、百日咳等传染病，患过一次后，就不会再患二次，就是这些特异性抗体在起作用。接种疫苗就是根据这个道理进行的，将被特殊处理过的细菌、毒素或病毒做成各种特异的疫苗，接种到人体，产生特异性抗体。如再有这种病原体入侵人体，人体就有足够的抵抗力去消灭它们，不发病或发病很轻。

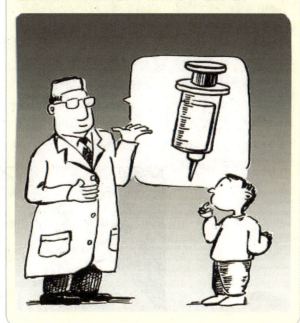

20. 什么是生物制品？可分为哪几类？

生物制品是一类用于疾病诊断或防治的制剂，是应用自然的或借助基因工程、细胞工程等技术，获得各种微生物、细胞、动物和人源组织、液体等生物材料而制备的制剂。生物制品不同于一般医用药品，它是通过刺激机体免疫系统，产生免疫物质（如抗体），使人体内出现体液免疫或细胞免疫。

生物制品的分类

根据生物制品的用途可分为预防用生物制品、治疗用生物制品和诊断用生物制品三大类。

- 预防用生物制品：用于传染病的预防。包括疫苗、抗毒素和γ-球蛋白（是血液成分之一，含有各种抗体。有些传染病在没有特异疫苗时，可用γ-球蛋白作为预防制剂）三类。
- 治疗用生物制品：包括各种血液制剂、免疫制剂如干扰素。按治疗作用机理可分为特异的（如抗毒素和γ-球蛋白）和非特异的（如干扰素和人白蛋白等）。临床医生将抗毒素及γ-球蛋白作常规治疗用药品，实际上也起预防作用。
- 诊断用生物制品：大都用于检测相应抗原、抗体或机体免疫状态，属于免疫诊断。随着免疫学技术的发展，诊断用生物制品的种类不断增多，不仅用于传染病，也用于其他疾病。主要包括两类：①诊断血清，包括细菌类、立克次体类、抗毒素类、肿瘤类、激素类等。②诊断抗原，包括细菌类、立克次氏体类、毒素类等。此外，用于诊断的生物制品还有红细胞类、荧光抗体、酶联免疫的酶标记制剂、放射性核标记的放射免疫制剂、妊娠诊断制剂（激素类）、诊断用单克隆抗体等。

生物制品的作用

- 预防作用：如疫苗，可以有效预防传染病的发生，保护易感人群。
- 治疗作用：如人血白蛋白，可以用于失血、创伤、烧伤引起的休克；脑水肿及损伤引起的颅压升高；肝硬化及肾病引起的水肿或腹水；低蛋白血症的防治；新生儿高胆红素血症；烧伤的辅助治疗、血液透析的辅助治疗和成人呼吸窘迫综合征。
- 诊断作用：如诊断类风湿的类风湿免疫诊断试剂等。

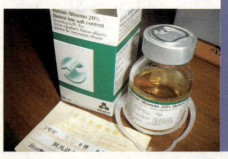

人血白蛋白

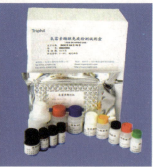

免疫试剂

21. 什么是合成肽疫苗?

合成肽疫苗是根据有效免疫原的氨基酸序列而设计与合成的多肽疫苗。简单地说,就是用人工方法按天然蛋白质的氨基酸顺序合成保护性短肽,与载体连接后加佐剂所制成的疫苗,是最为理想的安全新型疫苗,也是目前研制预防和控制感染性疾病和恶性肿瘤的新型疫苗的主要方向之一。

合成肽疫苗小知识

- 肽:由共价键将一个氨基酸的氨基与另一个氨基酸的羧基连接而成的多个氨基酸链称为肽。这种共价键称为肽键。
- 合成肽疫苗分子是由多个 B 淋巴细胞抗原表位和 T 淋巴细胞抗原表位共同组成的。
- 合成肽疫苗能克服常规疫苗的缺点,被认为是预防动物传染病的终极疫苗。
- 合成肽疫苗的研究最早始于口蹄疫病毒合成肽疫苗。
- 合成肽疫苗的免疫效果不是很理想。
- 携带单个抗原表位的合成肽疫苗,如犬细小病毒合成肽疫苗,对于不易变异的 DNA 病毒的免疫效果较好。
- 对于其他很多病毒,特别是 RNA(核糖核酸,行使各式各样的生物功能,如参与蛋白质生物合成)病毒,如口蹄疫病毒,免疫效果欠佳。

合成肽疫苗免疫效果不佳的原因

1 疫苗缺乏做过的抗原性,很难诱导多种免疫应答。

2 B 淋巴细胞和 T 淋巴细胞抗原表位很难发生协同作用。

3 缺乏组过多的 B 淋巴细胞抗原表位刺激。

合成肽疫苗免疫效果解决策略

- 应用 B 淋巴细胞和 T 淋巴细胞抗原表位串联和组合的方式。
- 把 B 淋巴细胞和 T 淋巴细胞抗原表位串联,或者寻找一个或几个共同存在的 Th 细胞(见第 9 页)抗原表位与 B 淋巴细胞抗原表位发生协同作用。
- 目前正在进行临床试验的乙肝合成肽疫苗如果成功,将会给乙肝治疗带来突破性的进展。

22. 什么是基因工程疫苗？

基因工程疫苗又称遗传工程疫苗，是指应用 DNA 重组技术，把天然的或人工合成的遗传物质定向插入细菌或哺乳动物细胞中，使之充分表达，利用表达的抗原产物或重组体本身之城的疫苗。基因工程疫苗包括亚单位疫苗、基因工程载体疫苗、DNA 疫苗、基因缺失活疫苗和蛋白工程疫苗等五种。

 基因工程疫苗小知识

- 基因工程疫苗属于新型疫苗或高科技范畴的疫苗。
- 广义的基因工程疫苗还包括遗传重组疫苗、合成肽疫苗、抗独特型抗体疫苗及微胶囊可控缓释疫苗等。
- 亚单位疫苗具有产量、纯度、安全性高的优点；缺点是免疫效果较差。
- 基因工程载体疫苗多为活疫苗，抗原不需要纯化，载体本身可发挥佐剂效应增强免疫效果。但是曾感染过腺病毒（可引起感染，有一部分可以致癌）或接种过天花疫苗（痘苗）的人，接种基因工程载体疫苗后免疫效果差。
- DNA 疫苗的优点前边已经详细介绍，但是因其是新型疫苗，对于一些潜在的危险目前尚不确定。
- 基因缺失活疫苗性状明确、性质稳定，毒力不易恢复，较为安全。
- 蛋白工程疫苗是将抗原基因加以改造，以期增加其产物的抗原性，去除不良反应的一类疫苗。
- 遗传重组疫苗是通过病原体的强毒株、弱毒株间进行基因片段交换而获得的一类对人体不致病，但又含有强毒株抗原性的疫苗。
- 合成肽疫苗的纯度和安全性较高，不良反应也小，还可以长期在常温下保存。
- 抗独特型抗体疫苗是指使用于特定抗原抗原性相近的抗体制成的疫苗。此疫苗正处于研究阶段。
- 微胶囊可控缓释型疫苗是指使用微胶囊技术（是微量物质包裹在聚合物薄膜中的技术，是一种储存固体、液体、气体的微型包装技术）将特定抗原包裹后制成的疫苗。这种疫苗具有较强的免疫效果；母体抗体不能使其失活，可用于婴幼儿预防接种；微胶囊在肠道内不受酸或酶的影响，可以口服。

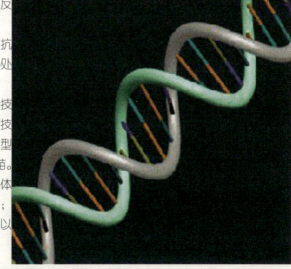

23. 什么是减毒疫苗？

减毒疫苗是在实验室里通过对"野"病毒或细菌减毒而制备出的，它保留了病毒（或细菌）复制（或生长）和引起免疫的能力，但不致病。

目前使用的减毒疫苗包括卡介苗、口服脊髓灰质炎病毒活疫苗、麻疹疫苗、流行性腮腺炎减毒活疫苗（以下称腮腺炎疫苗）、风疹减毒活疫苗（以下称风疹疫苗）、水痘减毒活疫苗（以下称水痘疫苗）等。

减毒疫苗小知识

- 与灭活疫苗相比，减毒疫苗免疫力强、作用时间长，往往只需要接种一次。
- 减毒疫苗具有潜在的致病危险（有可能因发生逆行突变而在人体内恢复毒力）。
- 接种减毒疫苗，会使身体经历一次类似于轻型自然感染的过程，从而产生与疾病类似的症状（发热等），但不是真的发病。
- 减毒疫苗性质不稳定，容易受到温度、光照等条件的影响。
- 目前已经在临床使用的减毒疫苗有卡介苗、麻疹减毒活疫苗、甲肝减毒活疫苗、乙型脑炎减毒活疫苗、口服脊髓灰质炎病毒活疫苗（糖丸）等。
- 用减毒的活疫苗可以对特定疾病进行治疗，这种治疗方法叫作减毒疫苗治疗。
- 灭活疫苗常需要注射接种，减毒疫苗除了可以注射接种外，也可用与自然感染相同的途径进行接种。例如，脊髓灰质炎是一种肠道传染病，其传播途径为"粪-口途径"，脊髓灰质炎病毒活疫苗就是通过口服进行接种的。

减毒疫苗是这样得来的

1. 首先在体外培养病原体。
2. 然后在动物体内进行增殖传代。
3. 挑选合适的病原体，经甲醛处理后，使其毒性减弱，活性不变。
4. 与灭活疫苗一样，减毒疫苗也要经过严格的动物实验，才能最后制成制剂应用于人体。

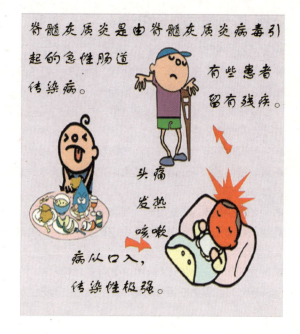

24. 什么是灭活疫苗？

灭活疫苗又称死疫苗，是指采用物理或化学方法杀死病原生物所制备的一种用于预防接种的生物制品。目前使用的灭活疫苗有百白破疫苗、流行性感冒疫苗、狂犬病疫苗和甲肝灭活疫苗等。

灭活疫苗是这样得来的

- 制备灭活疫苗首先要在实验室进行细菌或病毒培养。
- 然后将培养出来的细菌或病毒提纯后用加热或化学剂（通常是福尔马林）将其灭活，做成灭活疫苗。
- 这些灭活疫苗不能直接用于人体或临床。
- 灭活疫苗应先用于动物，进行免疫试验，判断疫苗的安全性。
- 如果安全性没有问题，还得进行效力试验，即把相应活的病毒或细菌应用于已接种疫苗的动物体内后，如果动物没有生病或死亡，则说明动物接种疫苗后产生了抗体并起到了作用。
- 此外，还要进行其他动物实验，如疫苗的不良反应试验，试验成功后才能考虑在临床上使用。
- 人用疫苗还必须用灵长类动物做上述试验，仅这一项试验至少需要几个月的时间。和其他种类的疫苗相比，灭活疫苗研制的周期最短，方法也最简单。

灭活疫苗小知识

- 灭活疫苗既可由整个病毒或细菌组成，也可由它们的裂解片段组成为裂解疫苗。
- 灭活疫苗稳定性更好，容易保存，而且安全性更高，不会引发疾病。
- 灭活疫苗常需要多次接种，接种一次不产生具有保护作用的免疫，仅仅是"初始化"免疫系统。必须接种第二次或第三次后才能产生保护性免疫。它引起的免疫反应通常是体液免疫，很少甚至不引起细胞免疫。
- 接种灭活疫苗产生的抗体滴度随着时间而下降，因此，一些灭活疫苗需要定期加强接种。
- 灭活疫苗通常不受循环抗体影响，即使血液中有抗体存在也可以接种（如在婴儿期或使用含有抗体的血液制品后）。
- 灭活疫苗在体内不能复制，可以用于免疫缺陷者。
- 目前我国使用的灭活疫苗有百白破疫苗、流行性感冒疫苗、狂犬病疫苗、霍乱灭活疫苗、甲肝灭活疫苗等。
- 灭活疫苗产生的抗体有中和、清除病原体及其产生的毒素作用，对细胞外感染的病原体有较好的保护效果。灭活疫苗对病毒、细胞内寄生的细菌和寄生虫的保护效果较差或无效。

25. 什么是多糖疫苗和重组疫苗？

纯化多糖疫苗是唯一由构成某些细菌表膜的长链糖分子组成的灭活亚单位疫苗。

重组疫苗是在基因水平上制备的疫苗，根据研制原理的不同，可分为以下几种：基因工程疫苗、基因重组疫苗、转基因植物疫苗、DNA 疫苗。

 多糖疫苗小知识

- 多糖疫苗引起的免疫反应是典型的非 T 淋巴细胞依赖型免疫反应，即能在无辅助性 T 淋巴细胞的帮助下刺激 B 淋巴细胞。
- 多糖疫苗不能在 2 岁以下幼儿中产生良好的免疫应答，因其免疫系统未发育成熟。
- 接种多糖疫苗诱导的抗体比蛋白抗原诱导的抗体活性小，主要产生 IgM 抗体，只产生少量 IgG 抗体，重复接种不能引起"增强"反应。
- 20 世纪 80 年代后期，发现使用"结合"的方法来解决多糖疫苗存在的问题，即把多糖抗原与载体结合，将非 T 淋巴细胞依赖型免疫反应转变为 T 淋巴细胞依赖型免疫反应，从而可在婴儿中使用和进行多次接种产生抗体"增强"反应。
- 目前使用的多糖疫苗有 A 群流脑多糖疫苗、A+C 群流行性脑脊髓膜炎多糖疫苗、肺炎双球菌多糖疫苗、伤寒Ⅵ多糖疫苗等。

 重组疫苗小知识

- 基因工程疫苗：将可表达有效抗原的目的基因插入大肠杆菌、酵母菌或牛痘苗的核酸序列中进行表达，如乙肝疫苗。
- 基因重组疫苗：通过强弱毒株之间进行基因片段的交换而获得的疫苗，目前正在研究并取得较为成功的重组疫苗有轮状病毒疫苗和流感病毒疫苗。
- 转基因植物疫苗：将目的基因整合于植物体上或重组于载体后转染于植物体上，利用植物自身的生命活动，使该抗原基因得以复制表达，生产出相应的疫苗。
- DNA 疫苗：是目前研究最热门的，被认为最有前途的疫苗。DNA 疫苗是指将可编码某种抗原的质粒 DNA 直接导入动物或人的细胞，编码序列表达的蛋白质可刺激机体产生完全的免疫应答，这种质粒 DNA 便称为 DNA 疫苗。

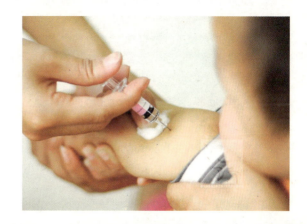

26. 什么是 DNA 疫苗？

DNA 疫苗又称基因疫苗、核酸疫苗，是一类新型疫苗，是用编码病原体有效抗原的基因与质粒构建重组体，通过直接免疫机体使之表达保护性抗原，从而诱导机体针对该抗原产生特异性免疫。

DNA 疫苗小知识

- DNA 的中文名字是"脱氧核糖核酸"，是一类带有遗传信息的生物大分子，由四种主要的脱氧核苷酸连接而成。它们的组成和排列不同，显示不同的生物功能，如编码功能、复制和转录的调控功能等。排列的变异可能产生一系列疾病。
- DNA 疫苗既能刺激机体产生细胞免疫，也能诱导体液免疫。
- DNA 疫苗具有减毒疫苗的优点，同时又无潜在的致病危险。
- DNA 疫苗是第三代疫苗。
- 使用一次，即能获得长期免疫力，无须增加剂量。
- 多个病原体的基因可装在同一个质粒上，即注射一次可获得多种疾病的免疫，减少了多次注射的痛苦。
- DNA 疫苗在常温下性能稳定，可以室温保存。
- 加工制作技术较灭活疫苗和减毒疫苗简单，省时、省钱、省力，适合规模性生产。
- 可以有多种接种途径。

DNA 疫苗接种途径

1 注射方式：皮内、皮下、肌内注射，也可以用基因枪注射接种。

2 非注射方式：口服、鼻内滴注、鼻腔喷雾接种等。

基因枪

利用高压气体加速，将包裹了 DNA 的球状金粉或钨粉颗粒直接送入完整的组织活细胞中的加速设备称为基因枪。

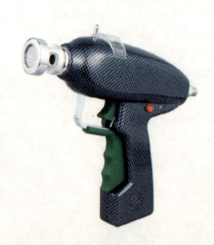

27. 什么是联合疫苗？

联合疫苗是指由两种或两种以上疫苗混合而制成的疫苗。其含有两个或多个活的、灭活的生物体或者提纯的抗原，用于预防多种疾病。例如，常见的由百日咳菌苗、白喉类毒素及破伤风类毒素组成的，用于预防百日咳、白喉和破伤风的百白破疫苗就是一种联合疫苗（三联疫苗，由三种菌苗或细菌类毒素所组成的疫苗）。

联合疫苗小知识

- 联合疫苗不是简单地将几种疫苗混合就可以制成的，而是相当于研发一种新疫苗，需要解决抗原间的配伍问题，重新进行临床试验。
- 组成多疾病联合疫苗的单个疫苗通常是分别开发在先，联合在后（无细胞百日咳除外）。
- 多价联合疫苗包含了同一种细菌或病毒的不同亚型或血清型。这些血清型在疫苗开发时就联合在一起，未曾分开。
- 接种联合疫苗，扩大了一次接种的防病范围，提高了预防接种效率。
- 有些联合疫苗需要接种多次，易发生接种脱漏而不能完成全程免疫，或免疫间隔不符，这些都会影响防病效果。
- 有时不能对所有的血清型提供保护，如3价流行性感冒疫苗不能覆盖所有流行性感冒病毒株。
- 有些联合疫苗是活疫苗如麻疹、腮腺炎和风疹联合病毒活疫苗，对热不稳定，须在冷链系统中保存及运输。

联合疫苗的分类

联合疫苗分为多联和多价疫苗。
1. 多疾病联合疫苗：由多种抗原组成，用来预防多种疾病。
2. 多价联合疫苗：包含同一种细菌或病毒的不同亚型或血清型的疫苗。例如，流行性脑膜炎A+C型疫苗，用于预防A群及C群脑膜炎球菌引起的流行性脑脊髓膜炎。

常用的多种疫苗

- 甲乙肝联合疫苗
- 无细胞百白破三联疫苗
- 麻疹风疹联合疫苗
- 麻疹腮腺炎联合疫苗
- 麻疹、腮腺炎、风疹联合疫苗
- 白喉破伤风二联疫苗
- b型流感嗜血杆菌–百白破联合疫苗
- b型流感嗜血杆菌–百白破–脊髓灰质炎灭活联合疫苗
- 常用的多价疫苗：
- A+C流脑疫苗
- ACWY135流脑疫苗
- 7价肺炎球菌疫苗
- 23价肺炎疫苗

28. 什么是亚单位疫苗？

亚单位疫苗是一类新型疫苗。其去除病原体中与激发保护性免疫无关甚至有害的成分，但保留有效免疫原成分。如裂解病毒疫苗、亚病毒体疫苗。亚单位疫苗去除了病原体中与激发保护性免疫无关的甚至有害的成分，但保留有效抗原成分，因此能刺激机体产生免疫应答。

亚单位疫苗小知识

- 亚单位疫苗仅有几种主要表面蛋白，因而能消除抗病毒（或细菌）的许多无关抗原决定簇，以及粗制或半提纯的病毒（或细菌）制剂诱发的抗体，从而减少疫苗的不良反应和疫苗引起的相关疾病。
- 表面蛋白都是经过仔细选择的微生物外壳蛋白，没有核酸，绝无致癌的可能性。
- 亚单位疫苗的不足之处是免疫原性低，需与佐剂合用。
- 佐剂是一类非特异性免疫增强剂，先于抗原或与抗原一起注入机体，可增强机体对抗原的免疫应答或改变免疫应答类型。
- 我国在新发传染病如SARS（严重急性呼吸综合征、传染性非典型肺炎）、AIDS（艾滋病）及治疗性乙肝疫苗的研究上基本与国际水平相当，但在亚单位疫苗的研发上还处于较为落后的地位。

正在研制或已经使用的亚单位疫苗

在国内外广泛使用的亚单位疫苗有脑膜炎球菌疫苗、肺炎球菌荚膜多糖疫苗、无细胞百日咳疫苗。

正在研制或试用的亚单位疫苗有绿脓杆菌外膜蛋白疫苗、钩端螺旋体外膜蛋白疫苗、结核杆菌核糖疫苗等。

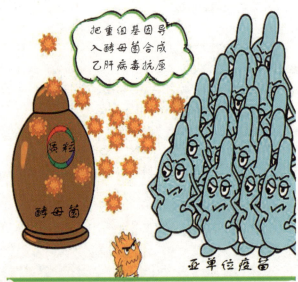

接种亚单位乙肝疫苗可以预防乙肝

29. 什么是免疫血清？使用免疫血清应注意什么？

免疫血清是从经特定抗原刺激的机体中所采集，含特异性抗体的血清。免疫血清种类很多，主要包括抗毒素血清、胎盘（丙种）球蛋白、抗菌免疫血清、抗病毒免疫血清、抗淋巴细胞丙种球蛋白等五种。

 五种免疫血清

- 抗病毒血清：是将外毒素（细菌分泌到周围环境中的有毒代谢产物）给马多次免投后取得的免疫马血清，血清中含有大量能中和此外毒素的抗体。主要用于治疗和紧急预防外毒素所致的疾病。常用的有白喉抗毒素、破伤风抗毒素等。
- 胎盘（丙种）球蛋白：胎盘球蛋白由健康产妇胎盘中提取，主要含有丙种球蛋白。从胎盘球蛋白中进一步提取的丙种球蛋白称胎盘丙种球蛋白。来自于正常人血清的丙种球蛋白称人血清丙种球蛋白。由于地区和人群免疫情况不同，这类制剂中所含抗体种类及数量不尽相同。主要用于预防麻疹、传染性肝炎，以及治疗丙种球蛋白缺乏症。
- 抗菌免疫血清：是用细菌免疫动物制成的免疫血清，曾制成抗鼠疫、抗炭疽、抗痢疾等免疫血清，但防治效果不显著，现已被抗生素等所替代。
- 抗病毒免疫血清：由病毒免疫产生的血清，现有抗麻疹免疫血清、抗狂犬病免疫血清、抗乙型脑炎免疫血清等。抗病毒免疫血清的预防作用显著，但治疗效果不明显。
- 抗淋巴细胞丙种球蛋白：是用T淋巴细胞免疫动物制成免疫血清，经提纯制成的丙种球蛋白。主要用于器官移植患者，阻止免疫排斥反应的发生，延长移植器官的存活时间。还可以用于治疗某些自身免疫病，如肾小球肾炎、系统性红斑狼疮等。

 免疫血清的缺点

尽管免疫血清对多种疾病的防治有效，但其存在两个缺点。

1 特异性差。

2 易发生超敏反应。因为免疫血清中的抗体含有多种抗原表位，能刺激机体产生多种抗体，这些抗体如果再与抗毒素结合，能发生超敏反应，严重时危及生命。

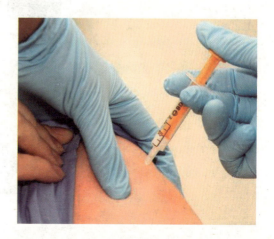

免疫血清四注意

1 免疫血清可以杀死病原体或中和毒素，但这种作用仅仅局限于未与组织细胞结合的病原体和外毒素，对于已经造成组织损伤的病原体和毒素，根本就不能起作用。因此，使用免疫血清治疗传染病，越早越好。

2 免疫血清的使用，大多采用注射的方法。但在注射方法上，可以皮下注射、肌内注射，也可以静脉注射。一般多采用皮下注射法，因为静脉注射吸收虽然最快，但容易引起超敏反应。主要在预防时使用。

3 应用免疫血清治疗传染病，注射后立即生效，效果好、快。但因为是血清制品，半衰期（某种特定物质的浓度经过某种反应降低到剩下初始时一半所消耗的时间）短，同种动物的血清，半衰期为3周；异种动物的血清，半衰期只有2周。免疫血清的有效维持时间一般只有2~3周。因此，必须多次注射、足量注射，才能取得理想的效果。

4 要防止发病。免疫血清多用马、牛血液制备，马、牛血清对其他动物来说，也具有抗原性，有引起血清病的可能。因此，使用免疫血清要注意防止引起血清病，预防的主要措施是使用提纯的制品，不用不合格的产品。另外，不要有急功近利的想法，要按照要求剂量使用，一次用量不可过大。

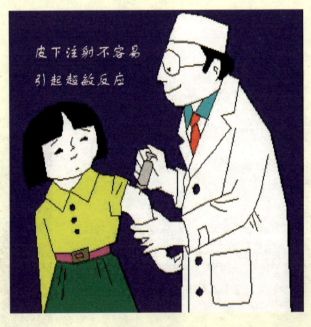

30. 什么是预防接种？预防接种有哪几种途径？

预防接种是一种免疫预防策略，即用人工方法将免疫原（特异性抗原）或免疫效应物质（特异性抗体）引入机体，使机体通过人工自动免疫或人工被动免疫的方法获得防治某种传染病的能力。用于预防接种的免疫原、免疫效应物质等皆属生物制品。

警示

应用免疫抑制剂的患者，只能在停药 2～4 周后方可接种活疫菌，但死疫苗、类毒素和抗毒素在用药期间均可接种。

过敏体质、免疫缺陷、高热、严重心血管疾病、肝病、肾病、活动性肺结核、活动性风湿病、急性传染病、严重高血压、糖尿病等患者预防接种前应向医生讲明情况，酌情接种。

接种对象

白喉、百日咳、麻疹、脊髓灰质炎等疫苗多用于儿童，因成人经隐性感染或患病已获得免疫力。有些传染病如伤寒、霍乱等，不同年龄都可感染，故所有人群皆需接种。另外，视职业或工作性质不同需接种某类疫苗，如破伤风类毒素的接种对象主要是战士、民兵。

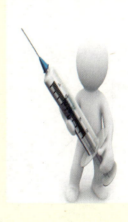

接种剂量、次数和间隔时间

在一次范围内，免疫力的产生与接种剂量成正比。但一次接种剂量不宜过大，否则反应过于强烈，影响健康，甚至使机体产生免疫麻痹现象。故接种剂量不可任意增减，应按生物制品使用规定进行。一般灭活疫苗须注射 2～3 次，间隔时间可参照疫苗说明书执行。

接种后可能出现的不良反应

预防接种后，有些人可出现局部或全身反应，如接种后 24 小时左右，接种局部红、肿、疼痛，周围淋巴结肿大、发热、头痛、恶心等。一般 1～2 天后即可恢复正常。个别人在接种后可引起过敏反应。在使用马免疫血清进行人工被动免疫时，必须做皮肤过敏试验，阳性者采用脱敏疗法，如破伤风抗毒素。

预防接种

常用的预防接种类型有皮上划痕、皮内注射、皮下注射、肌内注射、口服、喷露吸入等途径。例如,口服脊髓灰质炎病毒活疫苗以口服为佳,乙肝疫苗为肌内注射等。

1 皮上划痕:将前臂内侧常规消毒后,把疫苗滴在消毒过的部位,然后用消毒划痕针在滴疫苗处做"#"字等划痕,每条痕长1~1.5厘米,以划破表皮微见间断小血点为度。

2 皮内注射:是将疫苗注入表皮与真皮之间的方法。如卡介苗通常采用皮内注射。我们在医院见到的青霉素皮肤过敏试验采用的就是皮内注射的方法。

3 皮下注射:是将疫苗注入皮下组织的方法。大部分疫苗采用的都是皮下注射的方法。

4 肌内注射:是将疫苗注入肌肉组织的方法。如百白破疫苗、乙肝疫苗等,多采取肌内注射进行预防接种。

5 口服:是将疫苗放入口中并咽下的方法。最常见的就是口服脊髓灰质炎减毒活疫苗。

6 喷雾吸入:目前有鼻腔喷入法、雾化吸入法和气雾(气溶胶)免疫法三种。

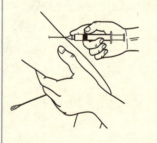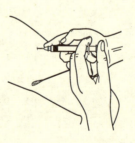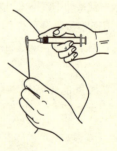

皮下注射

31. 为什么预防接种能预防传染病？

机体感染传染病病原体后，能产生特异性抗体和效应T淋巴细胞，提高对该病原体的免疫力。根据这一原理，可以采用人工方法（人工自动免疫和人工被动免疫）使机体获得特异性免疫力，使机体获得特异性免疫力，达到预防传染病的目的。

预防接种是这样预防传染病的

得过麻疹、天花或伤寒的患者，一般不会再得这种病。这是因为传染病都是由病原体引起的，当病原体侵入机体后，可产生两种情况。一是机体抵抗力强，杀灭了侵入的病原体，维护了健康；二是机体缺乏抵抗力，病原体侵入后，引发疾病。机体在与疾病做斗争的过程中，能产生特异性免疫反应：一是能产生对应于该病原体的特异性抗体；二是产生对应于该病原体的特异性T淋巴细胞和B淋巴细胞。在传染病的防御性免疫中，由于病原体的性质不同，有的是抗体起主要作用，有的是特异性T淋巴细胞和B淋巴细胞起主要作用，有的则是两种共同起作用。这样，就使人们不再得这种疾病，或者即使得了这种疾病，症状也会轻一些，预防接种的科学道理就在于此。

医学科学工作者，根据这个原理，用人工的方法，把毒性很强的细菌或病毒，进行科学处理，使其变成无毒或毒性极微的细菌或病毒，制成各种疫苗应用到人身上，便可产生抵抗某种疾病的抗体，达到消灭侵入的病原体的目的。这种原理用通俗的话来讲，就是以"弱毒制强毒"的方法来增强人体对传染病的抵抗力。

疫苗在预防和控制传染病中的作用

在预防和控制传染病的综合措施中，预防接种的主要作用是提高人群免疫力、切断传染病的传播途径、降低传染病发病率，减少死亡。

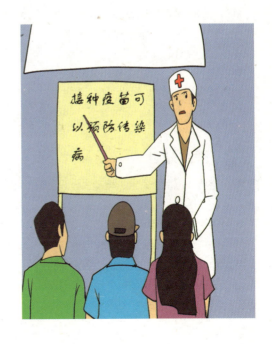

32. 怎么预防晕针？

晕针是指个别人在注射过程中突然发生头晕、目眩、心悸、恶心，甚至晕厥的现象。晕针常由于接受注射者体质虚弱、精神紧张、饥饿或医务人员操作时手法过重引起。

警示

出现心悸、恶心、面色苍白、出冷汗等症状后不要惊慌，应立即告知医生并配合医生的治疗。

认识晕针

- 晕针可以发生在注射中，也可以发生在注射后数分钟。因此，接种疫苗后不要马上离开，应观察30分钟。
- 晕针轻者只有心悸、虚弱感、胃部不适、轻度恶心、手足发麻等，一般短时间内可以恢复正常。此时，除休息外不需要特殊处理。
- 晕针稍重者可出现面色苍白、心跳加快、出冷汗、手脚冰凉。
- 晕针重者会突然失去知觉、呼吸减慢等。

预防晕针

- 应避免在饥饿、劳累、精神紧张及恐惧时进行接种。
- 医务人员应对接种者进行卫生宣教，消除他（她）们的紧张、恐惧心理。
- 给有晕针史、癫痫史及癔症者接种时，要特别留意他们的变化，做到及时发现问题、及时处理。

晕针的处理

1 一旦发生晕针，不要惊慌，要立即平卧，可以采取头低脚高位。

2 保持环境安静，可以饮热开水或糖水。

3 失去知觉者，可以刺激其人中穴或合谷穴，使其苏醒。

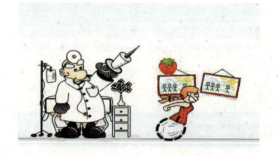

寻求进一步医疗建议

如果经过以上处理仍然不见好转，应立即通知医生进行进一步处理，切忌惊慌失措。

33. 影响预防接种效果的因素有哪些？

预防接种效果受很多因素影响，包括疫苗的质和量、预防接种的途径、预防接种的次数和间隔时间、预防接种的年龄、预防接种的器械、疫苗的储存等。

疫苗的质和量对免疫效果的影响

- 抗原的性质不同，对机体刺激的强弱不同，以致抗体形成的速度也不一样，抗体在机体内持续的时间也不一样。抗原初次进入机体后，需要经过一定的潜伏期，潜伏期的长短与抗原的性质有关。接种菌苗后5~7天，血液中即有抗体出现；接种类毒素需在2~3周后才产生抗体。初次反应所产生的抗体量不多，持续时间也较短。
- 抗原进入机体后，一部分随机体的代谢而消失；另一部分则与机体的免疫活性细胞起作用，刺激机体产生免疫应答，但剂量过小，则不足以调动机体的免疫应答。在一定范围内，免疫力的产生和接种剂量成正比，但增至一定的程度，抗体增长反而较缓，达到最高限度时即不再增加。试验证明，抗原量超过机体耐受限度，反而抑制抗体产生，使机体免疫力明显降低，甚至出现免疫麻痹（一种免疫学现象，指通过注入大量抗原所致的免疫无应答状态）。因此，要获得满意的免疫力，必须有足够的抗原刺激量，在最适量的情况下，可产生大量的抗体，开始为IgM（在感染过程中IgM首先出现，但持续时间不长，是近期感染的标志），接着出现IgG。在欠适量的情况下，则产生较低抗体水平，并且仅有IgM产生，不出现IgG，所以在预防接种时要参照使用说明书中各年龄组所规定的剂量。任意减少或增加剂量，均会影响免疫效果。

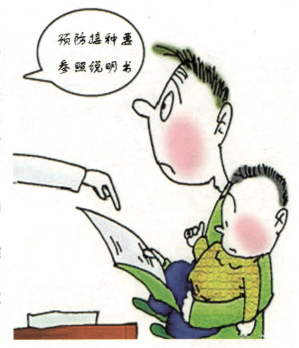

预防接种途径对免疫效果的影响

- 预防接种途径不同，抗原在体内滞留的时间不同，抗原接触机体的免疫组织也不同；抗原在体内滞留时间长者抗体反应高。目前预防接种最常用的接种途径是皮下注射，其次是肌内注射、皮上划痕、皮内注射、口服等。每种疫苗都有最适宜的途径，这种途径既要最大限度地产生免疫力，又要免疫不良反应小。口服方便，用于口服脊髓灰质炎病毒活疫苗，效果良好，但任意将其他疫苗改为口服，则不能获得满意效果。同一疫苗不同预防接种途径其效果也不一样，卡介苗以皮内注射效果最好，皮上划痕次之。
- 选择合适的接种途径，应根据疾病传染的机制来考虑。例如，麻疹、百日咳、白喉、破伤风等以注射的免疫效果好；口服脊髓灰质炎病毒活疫苗以口服的免疫效果好。
- 一般认为，抗原到达血液循环越早越好。这样看来，似乎疫苗应以静脉注射为宜。其实不然，一则静脉注射并不简便易行；二则一些可溶性抗原进入血液循环容易很快消失，并且可引起严重的反应，所以静脉注射不是良好的免疫途径。
- 预防接种途径的选择，还应考虑抗原在体内滞留时间的长短。在体内滞留久者，机体产生的免疫反应即高，而皮下注射往往滞留时间较长，所以常常选用皮下注射这一途径。机体对吸附制剂吸收缓慢，故采用肌内注射。吸附制剂是在疫苗中加入佐剂如磷酸铝或氢氧化铝吸附剂制成，如吸附精制破伤风、白喉类毒素。这类制品的优点是注入人体后，吸收慢、刺激时间长，可提高免疫效果。同时，还可减少注射次数和剂量。

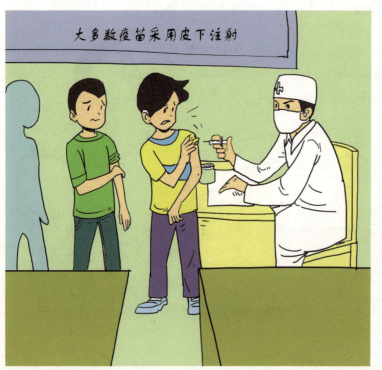

预防接种的次数和间隔时间对免疫效果的影响

- 预防接种大多数是通过连续注射来完成的，短时间的间隔可使机体组织经常存有抗原物质，并且也不会因一次注射大量的抗原而发生毒性反应。毒性轻的抗原分次注射也能有效地刺激机体的免疫活性细胞不断产生抗体，并维持一定的时间。
- 灭活疫苗的接种量大，为使机体获得良好和持久的免疫力，常分为 2~3 次接种。每次间隔时间根据免疫力形成的快慢而定。有些疫苗免疫力产生较快，每次间隔 7~10 天；有些疫苗免疫力产生较慢，每次间隔不少于 4 周。通常情况下，经过 2~3 次接种可获得稳固免疫力。
- 免疫力形成的快慢反映了机体产生抗体的过程及抗体在体内消长的情况。
- 抗原第一次进入机体后，经吞噬细胞处理，约需要 24 小时。
- 然后，B 淋巴细胞接受抗原刺激，产生抗体，需要 4~5 天。
- 一般于第一次接种后的抗体水平接近高峰时进行第二次接种。
- 第二次接种 3~5 天后，抗体明显成倍上升，一周左右达高峰，且较长时间后在血液中还有较高浓度的抗体。
- 间隔一段时间再进行第三次接种，可以引起机体的回忆反应，促进记忆性淋巴细胞迅速参与反应。抗体不但在短时间内再次上升并且能持续稳定更长时间。
- 第一次接种相当于动员机体产生抗体，而无抗感染作用。第二次接种才有保护机体的作用，但此时抗体不稳定也不持久。第三次接种后才能获得较好而稳固的免疫力。
- 如果只接种一次，体内的抗体在两周左右达到高峰，持续一段时间后逐渐下降，经数周或数月后降至最低水平，甚至消失。因此，全程免疫是非常重要的。

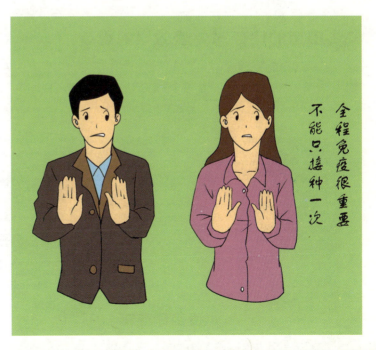

全程免疫很重要　不能只接种一次

预防接种的年龄对免疫效果的影响

- 绝大多数婴儿能产生抗体反应，而月龄较大者反应较好。
- 一些未产生抗体的仍能在再次免疫时产生。
- 婴儿自动免疫反应差，一是因为婴儿的免疫系统发育尚不完善；二是因为母体传递抗体的抑制作用（但可借增加免疫次数及抗原浓度来加强免疫反应）。
- 通常情况下，出生两个月后，由母体传递给婴儿的抗体开始消失，这时可以给婴儿服用口服脊髓灰质炎病毒活疫苗。出生三个月开始接种百白破疫苗。
- 出生六个月后，由母体传递给婴儿的抗体逐渐消失，因此，大多数疫苗的初次接种在出生六个月以后。

 预防接种的器械对免疫效果的影响

- 预防接种多用 0.5 毫升和 1 毫升注射器，针头多用 4 号或 5 号针头，应做到一人一针一管。
- 医务人员应戴口罩、帽子；手应清洁，应一人一洗手；接种环境无尘。
- 如果使用的不是一次性医疗用品，注射器消毒前应彻底清洗，针筒内不得有残留的水，以免因酸碱度不符合要求而影响疫苗质量或影响剂量的准确。

 疫苗的储存对免疫效果的影响

不同疫苗对温度的敏感性也不同，大多数疫苗在 2~8 ℃阴暗处较稳定，也有的疫苗储存温度不得低于 0 ℃。温度过高或过低都会对疫苗的活性成分造成不良影响，影响接种效果。因此，妥善运输和保存疫苗，对维持其效价，保证免疫效果十分重要。

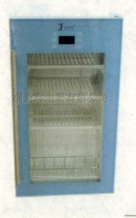 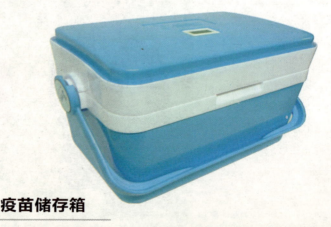

疫苗储存箱

34. 预防接种的不良反应有哪些？怎样防治？

不良反应指的是受种者在接种疫苗后，在机体产生有益的免疫反应的同时或之后发生的与预防接种有关的对机体有损害的反应。尽管现今所有疫苗都是安全的，但是没有无任何不良反应的疫苗。

警示

接种后如果出现面色苍白、呼吸困难、脉搏细数、血压下降等过敏性休克症状，应立即通知医生进行救治。

过敏性休克者的家属不要惊慌失措，要保持镇静，给患者心理上的支持。

 不良反应种类

- 一般反应：是指由疫苗本身特性引起的、由疫苗固有性质所决定的反应，其临床表现和强度随疫苗而异。一般反应的固有特点：①反应程度局限在一定限度内，除个别人因机体差异反应略重外，多属轻微反应；②反应过程是一过性的而不是持久性的；③反应不会引起不可恢复的组织器官损害，或功能上的障碍（但卡介苗局部瘢痕除外）；④没有后遗症。
- 异常反应：是指使用合格疫苗在实施规范接种后所发生的概率极低的，对受种者机体组织器官、功能等造成损害的，与事件相关的各方均无过错的药品不良反应。预防接种异常反应的定义包括三个方面的内容：①使用合格的疫苗。②实施规范性操作。③造成受种者机体组织器官、功能等损害。

 一般反应分级

弱反应：接种局部红肿范围不大于 2.5 厘米，体温 37.1~37.5 ℃。

中反应：接种局部红肿范围 2.6~5 厘米，体温 37.6~38.5 ℃。

强反应：接种局部红肿范围超过 5 厘米，体温超过 38.5 ℃。

 预防接种前、后的注意事项

预防接种前，应充分了解自己的身体状况，放松心情，消除紧张、恐惧的心理。接种前仔细聆听医生询问，告知医生近期健康状况。如有发热等身体不适的情况，要暂缓接种。

预防接种后，一定要观察 30 分钟，确定无异常情况后再离开医院。要注意休息，多饮开水，避免剧烈运动，两天内避免洗澡，保持接种部位清洁。有不适情况及时向接种医生反馈。

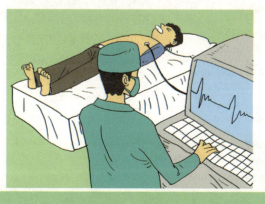

常见异常反应

- 无菌性脓肿：注射局部先有较大红晕，2~3周出现大小不等的硬结、肿胀、疼痛。可持续数周至数月。轻者可在原注射针眼处流出略带粉红色的稀薄脓液，较重者可形成溃疡。
- 热性惊厥：先发热，后有惊厥，体温一般在38℃以上，惊厥多发生在发热开始12小时之内。预防接种引起的惊厥，多数只发生1次，发作持续数分钟，很少有超过20分钟者。无中枢神经系统病变，预后良好，不留后遗症。
- 过敏反应：在预防接种异常反应中过敏反应最常见，它是受同一种抗原（致敏原）再次刺激后出现的一种免疫病理反应，可引起组织器官损伤或生理功能紊乱，临床表现多样化，轻则一过即愈，重则救治不及时或措施不当可危及生命。
- 多发性神经炎：接种后1~2周发病，通常开始为足部和小腿部肌肉无力和刺痛性感觉异常，在几日内逐渐累及躯干、臂部和头颈肌肉。表现为对称性的迅速上行性多发性神经炎，即四肢远端对称性分布的感觉、运动和营养功能障碍。
- 臂丛神经炎：一般在接种后3个月内发生。多见于成年人。急性或亚急性起病，病前及发病早期多伴有发热及全身症状。病初以肩和上肢的疼痛为主，继而出现肌无力和肌萎缩。

常见异常反应的治疗

- 无菌性脓肿：干热敷以促进局部脓肿吸收，每日2~3次，每次15分钟左右。脓肿未破溃前可用注射器抽取脓液，并可注入适量抗生素。不宜切开排脓。如已破溃或发生潜行性脓肿且已形成空腔需切开排脓，必要时还需扩创，将坏死组织剔除。有继发感染时，选用敏感的抗生素，换药时用3%硼酸溶液冲洗伤口，引流应通畅。
- 热性惊厥：①静卧于软床之上，用纱布缠裹的压舌板使口张开，并放在上下牙齿之间以防咬伤舌头。②保持呼吸道通畅，必要时给氧。③止痉：如苯巴比妥钠每次5~8毫克/千克肌内注射，也可用10%水合氯醛，每岁每次1毫升灌肠。④紧急情况下也可针刺人中穴。可用物理降温和药物治疗退热。
- 过敏反应：需进行抗过敏及对症治疗。如过敏性休克需立即皮下注射1:1000肾上腺素0.5~1毫升，15~30分钟后，血压仍不回升者宜用地塞米松，儿童可用阿托品，至病情稳定。
- 多发性神经炎：大部患者应用激素治疗有效。严重病例应给予氢化可的松静脉滴注。病情轻者可用泼尼松（强的松），一般在数日内见效，疗程2周左右。如有呼吸困难，关键在于保持呼吸道畅通，严重时使用人工呼吸机或气管插管，一般2周左右，大多可恢复正常。
- 臂丛神经炎：理疗、针灸和中医中药治疗。对症应用止痛药物，如去痛片，芬必得等。

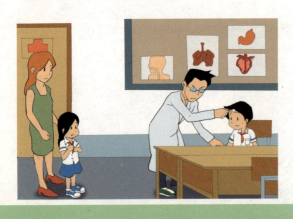

35. 什么是预防接种偶合症？

预防接种偶合症是指接种疫苗者在接种时处于某种疫病的潜伏期、前驱期或存在某种未发现的基础疾病，接种后偶合发病。发生偶合症的机会比较大，尤其在强化免疫等一些大规模免疫活动时。例如，消灭脊髓灰质炎强化免疫活动处在轮状病毒腹泻高发期，不时发生接种疫苗以后的婴幼儿因感染轮状病毒而出现腹泻。此时，接种疫苗者往往误认为是预防接种造成的。

认识预防接种偶合症

预防接种偶合症是接种疫苗后短时期内发生的疾病。严格地讲，可分为偶合（纯属巧合）、诱发和加重原有疾病三种情况。

- 偶合：接种者在接种时正好处于某种急性传染病（包括疫苗所针对的疾病）的潜伏期或前驱期，接种后刚好发病。这种疾病与预防接种本身或疫苗没有必然联系，发病纯属巧合。也就是说，不论接种与否，都会发病。
- 诱发：接种者患有某种疾病，但临床症状不明显。预防接种后，所患疾病症状明显或影响生理过程。例如，肾炎缓解期或慢性肾炎在接受白喉类毒素接种，或高血压患者在接受肠道疫苗接种时，需要慎重；否则，有可能诱发疾病。
- 加重：接种者原本患有慢性病，预防接种后，立即引起加重或急性复发。因此，很多疫苗把重症慢性病，如活动性肺结核、心功能不全、急慢性肾病、糖尿病、高血压、活动性风湿病、严重化脓性皮肤病等都列为禁忌证。

注意事项

为避免预防接种偶合症的发生，从事预防接种的医务人员应具有高度的责任心，严格掌握各种疫苗的禁忌证；在接种前应询问受种者的健康状况及是否有接种禁忌等情况。医务人员还应当了解和掌握一些疾病的前驱症状、临床表现，以便在接种前最大限度地捕捉到受种者的异常表现，减少预防接种偶合症的发生。

受种者也应主动告知医务人员自己的身体状况，患有何种疾病，配合医务人员的查体和问诊，共同避免预防接种偶合症的发生。

出现预防接种偶合症后，要积极配合医生的诊断和治疗。

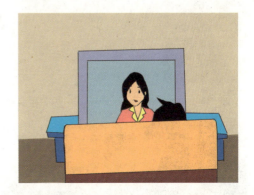

36. 成人需要接种疫苗吗？

随着儿童计划免疫工作的成功实施，儿童中用疫苗可预防的传染病发病率急剧下降。在儿童期未感染、也未人工免疫的成人则处于这些疾病的威胁之中，成人发病增多已成为一个公共卫生问题。流行病学研究提示，对于某些年龄、职业、环境和生活方式的人群，以及具有特殊健康问题的人，感染乙型病毒性肝炎、狂犬病、流行性感冒等传染病的风险性也很大。因此，对成人进行预防接种已引起关注。

 成人可以接种的疫苗

- 18~64岁成人，凡无证明已免疫或感染过麻疹、风疹和腮腺炎者，特别是对流行性腮腺炎易感的男性和45岁以下对风疹易感的女性，更应接种单价的风疹、流行性腮腺炎疫苗或麻疹、腮腺炎和风疹联合病毒活疫苗。
- 65岁以上的老年人患流行性感冒或肺炎球菌病后，症状往往严重，并可能出现并发症而危及生命，可每年接种流行性感冒疫苗。
- 医务人员经常接触患者的体液，患传染病的风险性很大，可以接种麻疹、腮腺炎和风疹联合疫苗、乙肝疫苗等。
- 兽医和动物驯养者应使用狂犬病疫苗做接触前注射。因经常接触具有持续性危险者，每隔两年应加强接种一次。在炭疽病流行地区，应接种炭疽疫苗。
- 野外工作者根据当地传染病流行和人员暴露情况，应分别接种钩端螺旋体疫苗、鼠疫疫苗、森林脑炎疫苗、狂犬病疫苗等。
- 托幼机构的工作人员与婴幼儿经常接触，可将某些疾病传染给婴幼儿，或婴幼儿将某些病传染给工作人员，因此工作人员可以接种麻疹、腮腺炎和风疹联合疫苗和乙肝疫苗，口服脊髓灰质炎病毒活疫苗。
- 打算外出旅行时，也可以根据目的地的情况接种疫苗，以预防传染病。
- 我国是甲型和乙型病毒性肝炎的高发区域，因此，成人尤其是接触这两种疾病较多的人群可酌情接种。
- 乙脑的高发年龄虽然是15岁以下的少年儿童，但成人中也有一定比例的发病率。流动人口集中的地方仍有暴发流行的发生。因此，可以酌情接种。

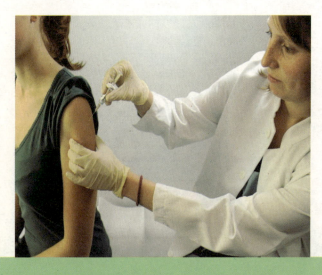

37. 接触传染病患者后再接种疫苗还有用吗?

接触传染病患者后,以前进行过这种传染病预防接种的人问题不大。可是没有进行过预防接种的人怎么办呢?此时再接种疫苗还能起到预防作用吗?对这个问题要根据不同的传染病进行具体分析。有的能起预防作用,有的不但不能预防,反而有可能造成不良后果。

 警示

不是所有的传染病都可以通过紧急预防接种预防或减轻症状。预防接种前一定要到正规医院,在医生的指导下进行预防接种。

为什么接触传染病患者后可以接种疫苗?

- 已接触传染病患者尚未发病时,给接触者注射丙种球蛋白、胎盘球蛋白、抗毒素及免疫血清等,即直接将抗体引入体内,增加消灭入侵病原体的力量,从而防止发病或减轻症状。
- 人体从接种疫苗时起,一般在1周后开始产生抵抗力,逐渐发挥预防作用,但不同的疫苗接种后对人产生作用的时间有快有慢。
- 任何传染病从接触患者到发病总要有一段潜伏期。各种传染病的潜伏期长短不一,有的2~3天,有的1~2周或更长。
- 凡疫苗起作用快,而潜伏期又稍长一点的传染病,接触患者后尽快接种疫苗还能起到预防作用,这种接种叫作应急接种。
- 接触麻疹患者后,尤其是小儿,必须接种麻疹活病毒疫苗。接种得越早,效果越好。对麻疹潜伏期或感染后2天内的孩子接种麻疹活病毒疫苗能控制发病。即使接种较晚未能控制发病,亦可减轻症状,减少并发症。
- 接触白喉、小儿麻痹症、流行性脑脊髓膜炎等传染病患者后进行应急接种,也有很好的预防作用。没有传染上的可不再受染,已传染上的可减轻病情。

不可以应急接种的疫苗

如果在流行性乙型脑炎的潜伏期中用乙脑疫苗进行应急接种,有可能诱发该病。

卡介苗、百日咳疫苗也不能用于应急接种。

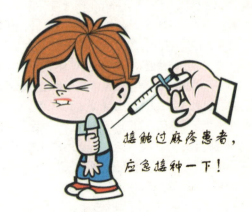

接触过麻疹患者,应急接种一下!

应急接种注意事项

- 疫苗选择应准确:应急接种的疫苗必须产生免疫力快。
- 接种范围和接种对象选择要适当。
- 接种时间越早越好。

38. 为什么有人接种过疫苗还得病？

从原则上来讲，预防接种的效果应该是不得病，从几十年预防接种的实践来看，许多传染病也都得到了有效的控制。现在的孩子得麻疹、百日咳、脊髓灰质炎等疾病的已非常少见。因此，从总体上来说，接种疫苗后应该不得病。但是，有极少数例外，接种疫苗仍得病。

警示

所有的疫苗接种都可能会有缺点，疫苗并非百分之百地保护每一个接种的人，也不能完全对抗同一族谱中的所有病原体。

 什么原因使有的人接种过疫苗还得病？

这可能与所接种的疫苗和被接种的对象两方面有关。

- 在接种疫苗时，受种者接触过该种传染病的患者，正处于这种疾病的潜伏期内，接种疫苗后，还未产生免疫力时发病。
- 接种疫苗时间过早。按照国家免疫规划疫苗的免疫程序，麻疹疫苗接种时间在婴儿出生后满 8 个月时接种，若提前接种，小儿体内大多不能产生有效的免疫力，接种疫苗后仍可发病。
- 疫苗保存方法不正确。疫苗的保存有严格的要求，假如保存方法不好或者已经过期，接种后就不能达到预期的效果，接种疫苗后，仍有患该种传染病的可能。
- 未按时做加强免疫。有些疫苗的接种需要多次完成，经过一定时间，需要再次注射相同的疫苗，这就是加强免疫，以巩固免疫效果。如果半途而废，仍可能得病。
- 不恰当使用疫苗。如口服脊髓灰质炎病毒活疫苗，也就是我们平时说的"糖丸"，只能用凉开水口服。若用热开水化开后口服就无效了，不能预防小儿麻痹的发生。
- 任何一种疫苗接种以后，都不会百分之百地产生免疫力，极个别的人接种后不产生保护，仍会得病。
- 水痘疫苗的接种应在上臂外侧三角肌附着处用消毒剂消毒，待干后皮下注射疫苗 0.5 毫升。有的医生在注射疫苗时针刺得太深，注射到了肌肉里或是剂量太低，影响了预防效果从而未达到目的。
- 有些被狂犬咬伤的患者虽然用过狂犬病疫苗，但仍会得病。原因有四个：①没有及时处理伤口：狂犬病毒是由伤口侵入人体的，据研究，狂犬病毒在伤口处停留时间大约为 12 小时。因此，被咬伤后应该及时对局部伤口进行冲洗和消毒，在狂犬病毒尚未侵入机体之前清除掉。②疫苗质量不佳：疫苗效价越高，免疫效果就越好。如果狂犬病疫苗形成摇不散的块状物、注射时没有摇匀或疫苗有效期已过，都会使免疫效果打折。此外，疫苗储存温度过高或过低，或液体疫苗发生冻结，都会影响疫苗的质量。③没有及时合理用抗狂犬病血清或人狂犬病免疫球蛋白。狂犬病血清是直接中和狂犬病毒的。因此，抗狂犬病血清应用得越早，效果越好。被狂犬咬伤后 1 周内应用尚可，过迟无效。④疫苗接种方法不当：随意增减接种剂量和注射时间，也会影响免疫效果。
- 最近，美国有研究资料表明，与同龄人相比，长时间接触高水平全氟化合物的儿童，对疫苗的免疫应答强度较低，产生的抗体明显减少。

39. 哪些情况应暂缓预防接种？

在进行预防接种时，每种疫苗均有一定的接种对象，不是任何人任何时候都可进行预防接种的。

 警 示

预防接种前一定要告知医务人员现在身体有何不适或特殊的情况，以及患有何种慢性病。

 暂缓预防接种

- 患传染病后正处于恢复期或有急性传染病接触史而又未过检疫期者不宜进行预防接种。因为，此时进行预防接种容易发生不良反应，或使原有病情加重。
- 正在患感冒或因各种疾病引起的发热者，若进行预防接种，会使体温升高，诱发或加重疾病。
- 有哮喘、湿疹、荨麻疹及过敏性体质者，预防接种后易发生超敏反应，特别是接种麻疹活病毒疫苗或吸附无细胞百日咳、白喉、破伤风联合疫苗等致敏性较强的疫苗，更易产生超敏反应。
- 脑或神经系统发育不全，如患有癫痫和惊厥，进行预防接种，尤其是接种乙脑疫苗或吸附无细胞百日咳、白喉、破伤风联合疫苗，易使儿童发生晕厥、抽风和休克等。
- 有严重佝偻病的孩子不宜用口服脊髓灰质炎病毒活疫苗。
- 患急慢性肾病、活动性肺结核、严重心脏病、化脓性皮肤病、化脓性中耳炎者，预防接种后可能出现各种不良反应，使原有的病情加重而影响康复。待以上疾病恢复正常后，即可进行预防接种。
- 患有先天性心脏病，只要心脏功能好，照样可以进行预防接种。
- 预防接种期间，若身体不舒服，有呕吐、腹泻和咳嗽等症状时，在征得医生的同意后，可暂时不接种，待症状好转后再进行补种。
- 近一个月内注射过丙种球蛋白者也不宜进行预防接种。待身体恢复正常后，即可进行常规接种。
- 如发现自己有免疫缺陷时，应告知医生，在医生的指导下，接种对免疫缺陷者安全的疫苗。
- 孕妇、精神病患者及1岁以下有严重营养不良的婴儿，接种疫苗时应特别慎重。
- 短期接受免疫抑制剂治疗的患者，可延迟至治疗终止后进行预防接种；对接受长期免疫抑制治疗的患者不能接种减毒疫苗，但可接种灭活疫苗。

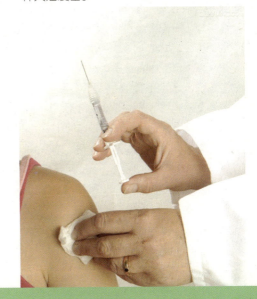

40. 免疫缺陷者是否可以接种疫苗？

免疫缺陷病是由于免疫系统先天发育障碍或后天损伤而致的一组综合征，临床上表现为易反复感染。免疫缺陷病分为原发性和继发性两种。

警示

免疫缺陷者切忌自作主张进行预防接种。

接种前，应告知医生自己所患何种免疫缺陷病。

 免疫缺陷者接种疫苗应慎重

- B 淋巴细胞缺陷：B 淋巴细胞缺陷包括布鲁顿无丙种球蛋白血症（又称原发性无丙种球蛋白血症）等。这些疾病患者不可以接种减毒疫苗，可以接种灭活疫苗。例如，不能接种口服脊髓灰质炎病毒活疫苗。因为，减毒疫苗含有弱毒的抗原，对于免疫缺陷者，接种后，病毒会在肠道繁殖，然后经血液循环进入中枢神经系统，导致脊髓灰质炎。

- T 淋巴细胞缺陷：T 淋巴细胞缺陷包括单纯 T 淋巴细胞缺陷和联合免疫缺陷。由于 T 淋巴细胞是对抗病毒感染的主要免疫细胞，如果疫苗接种不当，可造成致死性感染。因此，T 淋巴细胞缺陷者严禁接种减毒疫苗，如卡介苗、口服脊髓灰质炎病毒活疫苗、麻疹、腮腺炎和风疹联合病毒活疫苗、水痘疫苗等，而只能接种灭活疫苗。

- 吞噬细胞缺陷：吞噬细胞构成了机体抗细菌和霉菌感染的第一条防线，吞噬细胞缺陷主要包括慢性肉芽肿病和白细胞黏附分子缺陷。这类疾病患者严禁接种卡介苗。

- 其他原发性免疫缺陷：干扰素 –γ 和白细胞介素 –12 是机体抗细胞内细菌感染的主要效应性细胞因子，因此干扰素 –γ 受体缺陷和白细胞介素 –12 受体缺陷的患者严禁接种卡介苗。否则，会造成卡介苗接种引起的播散性感染。

- 对有艾滋病症状的患者，通常不应该接种含有活的病毒或细菌的疫苗，而是推荐用灭活疫苗。然而，如果没有严重的免疫抑制（免疫系统功能降低或消失的现象）症状，可接种麻疹、腮腺炎和风疹联合病毒活疫苗。对血清检测 HIV 感染阳性，但没有临床症状的患者，除了用脊髓灰质炎灭活疫苗替代口服脊髓灰质炎病毒活疫苗外，应按计划免疫程序接种。

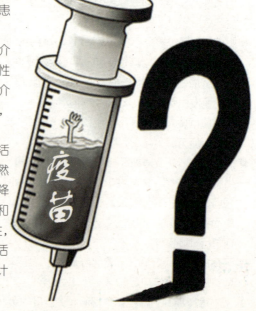

41. 患过某种传染病后还需要接种相关疫苗吗？

预防接种是预防传染病的重要措施。预防接种的原理有两种，一种是直接给机体引入抗体抵抗传染病；另一种是给机体引入少量、弱毒的抗原，刺激机体产生抗体，抵抗传染病。患过传染病后，机体会产生抗体，但并不是所有的抗体都可以维持终生，保护一生免受这种传染病的困扰。

警示

接种疫苗前，告知医务人员曾患过的传染病，以便医务人员对您是否需要接种该疫苗做出判断，避免不必要的接种。

 患过某种传染病接种疫苗看过来

- 有些病原体的抗原性强，人体感染后一般可获得持久免疫力，不再重复感染，称终生免疫。
- 如果传染病的病原体抗原性强，没有型的区别，在通常情况下，患者不需要再接种相应的疫苗。
- 天花病毒和麻疹病毒抗原性就较强，病原体也没有型的区别和变异。所以，患过天花和麻疹的患者可以获得持久免疫力，不需要再进行预防接种。
- 有些传染病的病原体有型的区别或变异，且型别之间无交叉免疫，虽然曾经患过这些传染病，但还是有患这些传染病的可能。
- 流行性脑脊髓膜炎（简称流脑）、脊髓灰质炎等都有很多型，感染过Ⅰ型脊髓灰质炎病毒的人仍有可能再感染Ⅱ、Ⅲ型脊髓灰质炎病毒。因此，病后仍要进行预防接种。
- 流行性感冒病毒抗原性不强，而且，流行性感冒病毒毒株很容易变异，因此，即使患过这些传染病，仍然需要预防接种。

实用技巧

- 传染病感染期和恢复期不需要预防接种。
- 虽然抗原性不强的传染病不能获得持久免疫力，但是在一段时间内是可以免受同型抗原再次感染的。

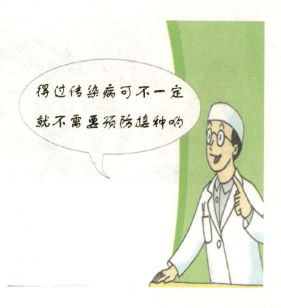

得过传染病可不一定就不需要预防接种哟

三、免疫规划与扩大国家免疫规划疫苗

预防接种关系到下一代的健康成长，涉及千家万户。20 世纪 80 年代后，我国政府积响应世界卫生组织提出的计划免疫并积极开展工作。

为了加强对该工作的组织实施，进一步提高影响力度，促进社会各界人士积极参与，保证预防接种率，有效地防止相应传染病的发生和流行，达到最终消灭疾病的目的，1986 年经国务院批准确定，成立了全国计划免疫协调领导小组，并确定每年 4 月 25 日为全国儿童预防接种宣传日。至此，我国已建立了完善的免疫接种程序：在婴儿出生 24 小时内，即进行乙肝疫苗接种，并在婴儿 1 周岁之前，完成程序中的所有基础免疫。

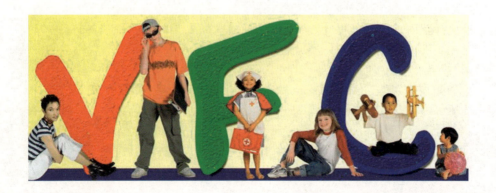

42. 什么是计划免疫？

计划免疫是指根据疫情监测和人群免疫状况分析，按照规定的免疫程序有计划地利用疫苗进行预防接种，以提高人群免疫水平，达到控制乃至最终消灭某些传染病的目的。计划免疫包括有计划和有针对性地实施基础免疫和加强免疫。

 五苗防七病

我国计划免疫主要通过接种五种疫苗（卡介苗，口服脊髓灰质炎病毒活疫苗，吸附无细胞百日咳、白喉、破伤风联合疫苗，麻疹活病毒疫苗，乙肝疫苗）来预防七种传染病，即结核病、脊髓灰质炎、百日咳、白喉、破伤风、麻疹和乙型病毒性肝炎，简称五苗防七病。

- 卡介苗：一般于出生24小时内初种，于7岁时复种一次。
- 口服脊髓灰质炎病毒活疫苗：一般于出生2个月、3个月和4个月分别接种一次，4岁时复种一次。
- 吸附无细胞百日咳、白喉、破伤风联合疫苗：一般于出生3个月、4个月、5个月分别接种一次，1.5~2岁加强一次，7岁白喉类毒素加强免疫一次。
- 麻疹活病毒疫苗：一般于出生8个月时初种，7岁时加强免疫一次。
- 乙肝疫苗：一般于出生24小时、1个月、6个月分别接种一次，7岁时加强免疫一次。

 基础免疫

基础免疫是指儿童从出生开始，按免疫程序有计划地进行初始人工免疫和再次人工免疫，如对1周岁前婴幼儿的各种疫苗接种等。

 加强免疫

加强免疫是指通过定期重复接种疫苗来巩固免疫效果的过程。一次接种成功，并不意味着获得终生免疫。通过基础免疫获得的免疫力，经过一段时间后，免疫力逐渐下降。因此，常常在基础免疫后的一定时期重复接种一次。

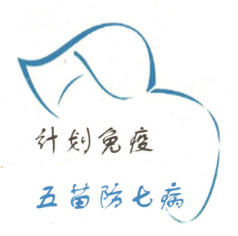

43. 什么是免疫规划？

免疫规划是指按照国家或省、自治区、直辖市确定的疫苗品种、免疫程序或者接种方案，在人群中有计划地进行预防接种，以达到控制传染病的发生和流行的目的。

预防接种、计划免疫和免疫规划之间的关系

- 预防接种和计划免疫是免疫预防的两个阶段。
- 两者都是利用人工免疫的手段来预防和控制传染病。
- 计划免疫的范畴远远超过预防接种。
- 长期的实践表明，即使对传染病效果十分肯定的疫苗，仅靠疫苗免疫是达不到消灭传染病的目的的。
- 要消灭传染病，必须制订切实可行的免疫规划和免疫策略，提高接种质量，加强传染病的监测，控制暴发和流行。
- 预防接种是计划免疫工作的初级阶段。
- 免疫规划是计划免疫的进一步发展。
- 免疫规划是在预防接种工作规范化、科学化、法制化管理的基础上，进一步巩固计划免疫

扩大免疫规划

世界卫生组织吸取了消灭天花的经验，并参照一些国家执行常规免疫，成功地降低麻疹、脊髓灰质炎的经验，建立了扩大免疫规划（EPI），要求各成员国改进和扩大免疫方法、流行病学监测计划，预防天花、百日咳、白喉、破伤风、麻疹、脊髓灰质炎和结核等。

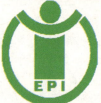

取得的成果，维持和提高接种率，扩大预防接种的服务人群。
- 积极推广应用新疫苗，有利于我国预防工作与国际接轨。

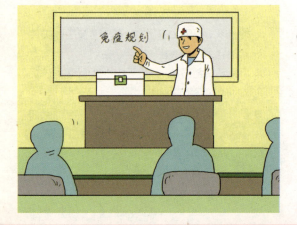

免疫规划的特点

- 免疫规划工作是政府行为。
- 具有很强的科学性和系统性。
- 具有重大的社会效益和经济效益。
- 免疫规划是一项长期而又艰巨的任务。

44. 扩大国家免疫规划相关政策

疫苗分为两类。第一类疫苗，是指政府免费向公民提供，公民应当依照政府的规定受种的疫苗，包括国家免疫规划确定的疫苗，省、自治区、直辖市人民政府在执行国家免疫规划时增加的疫苗，以及县级以上人民政府或者其卫生主管部门组织的应急接种或者群体性预防接种所使用的疫苗。第二类疫苗，是指由公民自费并且自愿受种的其他疫苗。

接种的第一类疫苗由政府承担费用。接种的第二类疫苗由受种者或者其监护人承担费用。

医疗卫生人员在实施接种前，应当告知受种者或者其监护人所接种疫苗的品种、作用、禁忌、不良反应及注意事项，询问受种者的健康状况及是否有接种禁忌等情况，并如实记录告知和询问情况。

受种者或者其监护人应当了解预防接种的相关知识，并如实提供受种者的健康状况和接种禁忌等情况。

国家实行有计划的预防接种制度，推行扩大免疫规划。需要接种第一类疫苗的受种者应当依照本条例规定受种；受种者为未成年人的，其监护人应当配合有关的疾病预防控制机构和医疗机构等医疗卫生机构，保证受种者及时受种。

儿童入托、入学时，幼托机构、学校应当查验预防接种证。其目的是对未按国家免疫程序完成免疫的儿童尽早提供补种的机会，防止疫苗可预防传染病在幼托机构、学校的发生和流行，保护儿童健康。

经县级人民政府卫生主管部门依照本条例规定指定的医疗卫生机构（接种单位），承担预防接种工作。县级人民政府卫生主管部门指定接种单位时，应当明确其责任区域。

国家对儿童实行预防接种证制度。在儿童出生后1个月内，其监护人应当到儿童居住地承担预防接种工作的接种单位为其办理预防接种证。接种单位对儿童实施接种时，应当查验预防接种证，并做好记录。儿童离开原居住地期间，由现居住地承担预防接种工作的接种单位负责对其实施接种。

目前，纳入扩大国家免疫规划的疫苗包括：预防结核病的卡介苗，预防乙型肝炎的乙型肝炎疫苗，预防百日咳、白喉、破伤风的百白破联合疫苗，预防甲型肝炎的甲型肝炎疫苗、预防乙型脑炎的乙型脑炎疫苗和预防流行性脑脊髓膜炎的流行性脑脊髓膜炎疫苗。

45. 扩大国家免疫规划疫苗接种程序

疫苗	接种对象 月（年）龄	接种剂次	接种部位	接种途径
乙肝疫苗	0、1、6月龄	3	上臂三角肌	肌内注射
卡介苗	出生时	1	上臂三角肌中部略下处	皮内注射
口服脊髓灰质炎病毒活疫苗	2、3、4月龄，4周岁	4		口服
百白破疫苗	3、4、5月龄	4	上臂外侧三角肌	肌内注射
	18~24月龄			
白破疫苗	6周岁	1	上臂三角肌	肌内注射
麻风疫苗	8月龄	1	上臂外侧三角肌下缘附着处	皮下注射
麻腮风疫苗（麻腮疫苗、麻疹疫苗）	18~24月龄	1	上臂外侧三角肌下缘附着处	皮下注射
乙脑减毒活疫苗	8月龄、2周岁	2	上臂外侧三角肌下缘附着处	皮下注射
A群流脑疫苗	6~18月龄	2	上臂外侧三角肌附着处	皮下注射
A+C群流脑疫苗	3周岁、6周岁	2	上臂外侧三角肌附着处	皮下注射
甲肝减毒活疫苗	18月龄	1	上臂外侧三角肌附着处	皮下注射
乙脑减毒活疫苗	8月龄（2剂次），2周岁、6周岁	4	上臂外侧三角肌下缘附着处	皮下注射
甲肝灭活疫苗	18月龄	2	上臂三角肌附着处	肌内注射
	24~30月龄			

46. 结核病和卡介苗

卡介苗最早是由法国科学家卡尔梅特(Calmette)和介朗(Guérin)研制成功的疫苗。即将有毒力的牛型结核杆菌在甘油胆汁马铃薯培养基上长期培养传代，得到减毒菌株，可用于预防结核菌感染。

> **警示**
>
> 发热、感冒时应暂缓接种。
>
> 接种后出现局部红肿、浸润、化脓，并形成小溃疡，请及时到医院诊治。

卡介苗

卡介苗是一种用来预防结核病的疫苗。接种后可使机体产生对结核病的特殊抵抗力。由于这一疫苗是由法国科学家卡尔梅特和介朗发明的，为了纪念两位发明者，将这一预防结核病的疫苗命名为"卡介苗"。目前，世界上多数国家都已将卡介苗列为计划免疫必须接种的疫苗之一。卡介苗接种的主要对象是新生儿，出生后 6 个月以内的婴儿也可接种，接种后可预防发生儿童结核病，特别是能防止那些严重类型的结核病，如结核性脑膜炎。6 个月至 7 岁没接种过卡介苗并且 PPD 试验阴性者也可接种。

结核病

结核病是一种慢性传染病。在人体抵抗力低下的情况下因感染结核杆菌而发病。结核病是一种全身性疾病，各个器官都可被累及而以肺结核最为多见。

结核病常表现为乏力、发热、盗汗（入睡后出汗，醒来即止）、食欲缺乏、消瘦、体重减轻等。

接种卡介苗可能出现的反应

1 接种后 2 周左右，局部可出现红肿浸润，若随后化脓，形成小溃疡，通常 8～12 周后结痂。通常不需处理，但要注意保持局部清洁，防治继发感染。脓包或浅表溃疡可涂 1% 甲紫（龙胆紫），使其干燥结痂；有继发感染者，可在创面撒布消炎药粉，不要自行排脓或揭痂。

2 局部脓肿和溃疡直径超过 10 毫米及长期不愈合（大于 12 周），应及时诊治。

3 淋巴结反应：接种侧腋下淋巴结（少数在锁骨上或对侧腋下淋巴结）可出现轻微肿大，一般不超过 10 毫米，1～2 个月后消退。如遇局部淋巴结肿大软化形成脓包，应及时诊治。

4 接种疫苗后可出现一过性发热反应。

5 复种时偶见瘢痕疙瘩。

6 骨髓炎：极罕见。

7 过敏性皮疹和过敏性紫癜：极罕见。

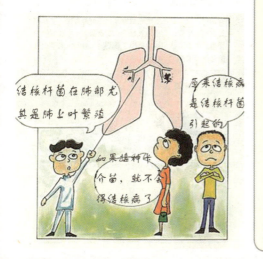

47. 脊髓灰质炎和口服脊髓灰质炎病毒活疫苗

口服脊髓灰质炎病毒活疫苗又称糖丸，是三价疫苗。其具有以下优点：①减少服苗次数，方便服苗者。②可以提高免疫效果，因其中Ⅰ型疫苗的滴度有所增加。③节约费用，便于管理；实行联合免疫后，可使1岁以内的婴幼儿获得更高水平的免疫能力。

警示

免疫缺陷者、免疫功能低下者和应用免疫抑制剂者禁用口服脊髓灰质炎病毒活疫苗。

 脊髓灰质炎

脊髓灰质炎是由脊髓灰质炎病毒引起的一种急性传染病。临床表现主要以发热、上呼吸道感染、四肢疼痛为主。部分患者可发生迟缓性神经麻痹，并留下后遗症，如瘫痪。脊髓灰质炎病毒多感染5岁以下的小儿，故俗称小儿麻痹症。

脊髓灰质炎最主要的并发症为呼吸系统并发症，多见于延髓型呼吸麻痹患者。可继发肺炎、肺不张、急性肺水肿等。

 口服脊髓灰质炎病毒活疫苗

口服脊髓灰质炎病毒活疫苗是细胞培养的减毒Ⅰ、Ⅱ和Ⅲ型脊髓灰质炎活病毒制剂，用于儿童常规免疫。

婴儿出生后2个月，即可服用口服脊髓灰质炎病毒活疫苗，基础免疫为3次。每次间隔时间4～6周，每个孩子必须在第12月龄服完全程。4岁时再加强免疫一次。

 注意事项

1 口服脊髓灰质炎病毒活疫苗是活病毒制品，怕热，如用热开水送服会把疫苗中的病毒烫死，使疫苗失效。

2 服用时，可以像吃普通糖果一样，放入口中嚼碎，溶化后咽下；也可在服用时以冷开水送服，以保证疫苗全部进入肠胃。婴儿服用时，可将疫苗放在汤匙中，用少量冷开水化开后服用。

3 服用糖丸疫苗后，一般要隔2~3小时才可以喝热水或吃热的东西，以免把疫苗烫死而失效。

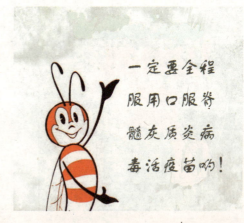

一定要全程服用口服脊髓灰质炎病毒活疫苗哟！

48. 百日咳、白喉、破伤风和吸附无细胞百日咳、白喉、破伤风联合疫苗

在20世纪60年代以前,使用的是单价的百日咳疫苗,仅能用于预防百日咳。后来,改用百日咳和白喉二联疫苗。到了20世纪70年代,才开始使用百日咳、白喉和破伤风三联疫苗。

警示

患脑病、未控制的癫痫和其他进行性神经系统疾病者禁用。

患急性疾病、严重慢性疾病、慢性疾病的急性发作期及发热者,应暂缓接种。

 百日咳、白喉、破伤风

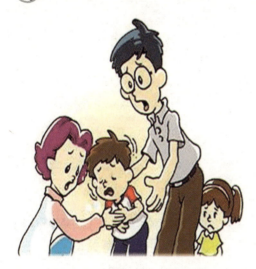

- 破伤风是由破伤风杆菌外毒素导致的神经系统中毒性疾病,本病以进行性发展的肌肉强直为特征,伴有发作性加重,如不及时治疗,死亡率为10%~40%。破伤风杆菌属革兰氏阳性产芽孢性厌氧菌,广泛地散布于泥土中,粪便中也含有该菌。单纯破伤风杆菌芽孢侵入伤口并不足以引起本病,必须要有其他细菌,或有异物如木头、玻璃等的碎片同时存在。破伤风杆菌仅在厌氧伤口内生长,并不散播到别处,但该菌产生外毒素可致神经系统中毒。当毒素作用于脑干和脊髓后,由于主动肌和拮抗肌二者均收缩,因而产生特异性的肌肉痉挛。

- 百日咳是由百日咳杆菌引起的急性呼吸系统传染病。临床表现为阵发性痉挛性咳嗽,以及咳嗽终止时伴有鸡鸣样吸气吼声。百日咳病程长,如果不治疗,咳嗽症状可以持续2~3个月,多见于儿童。

- 白喉是由白喉杆菌引起的急性呼吸系统传染病,临床特征为咽、喉灰白色假膜(假膜是由坏死的白细胞、细菌和其他物质组成的膜状物,常位于扁桃体和靠近咽喉的其他部位),以及全身感染症状。严重者可并发心肌炎和神经瘫痪。

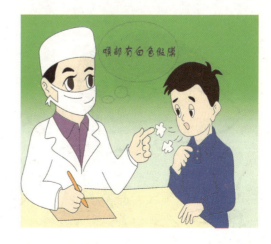

吸附无细胞百日咳、白喉、破伤风联合疫苗

- 吸附无细胞百日咳、白喉、破伤风联合疫苗是将百日咳疫苗原液、白喉类毒素原液及破伤风类毒素原液用氢氧化铝吸附制成的联合疫苗，可以预防百日咳、白喉和破伤风三种疾病。
- 疫苗为乳白色混悬液，含防腐剂，放置后佐剂下沉，摇动后即成均匀悬液。
- 吸附无细胞百日咳、白喉、破伤风联合疫苗是灭活疫苗，进行预防接种时，需要多次刺激，才能使机体产生免疫力。全程接种三次是经过多年实践得出的最基本的次数。为了保质保量，接种次数不能减少。
- 自3月龄开始免疫，至12月龄完成三针免疫，每针间隔4~6周，18~24月龄注射第四针。
- 臀部或上臂外侧三角肌附着处皮肤消毒后肌内注射。
- 疫苗使用时应充分摇匀，如出现摇不散的凝块、有异物、安瓿有裂纹、标签不清和过期失效，均不可使用。
- 应备肾上腺素，供偶有发生休克时急救用。

注意事项

1 一般来说，吸附无细胞百日咳、白喉、破伤风联合疫苗注射后局部可有红肿、疼痛、发痒、硬结等反应，这些是比较轻微的反应。

2 全身性反应可有低热、哭闹等，一般不需要处理，可自行缓解。如果体温比较高的，可服退热药对症治疗。

3 因接种局部可有硬结，所以进行第二次和第三次接种时最好更换接种部位。

4 第一针接种后如果出现高热、惊厥等异常情况，不再接种第二针。

接种疫苗1周得了百日咳与接种疫苗有关吗？

吸附无细胞百日咳、白喉、破伤风联合疫苗是灭活疫苗。前面已经讲过，灭活疫苗所含的是死的细菌或病毒，它有抗原性，可以使接种者产生免疫力，但没有致病力，绝对不会使接种者得病。

注射后1周就得了百日咳，这可能是接种前已感染，正处在潜伏期，接种疫苗后发病，正好是个巧合。

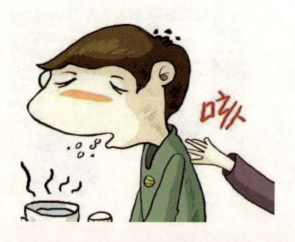

49. 乙型病毒性肝炎和乙肝疫苗

乙肝疫苗是一种预防乙型病毒性肝炎的疫苗，从乙肝病毒携带者血浆中分离乙肝表面抗原，经处理后而制成的。

 警示

急性感染，患有肝炎或者其他严重疾病禁止接种乙肝疫苗。

病毒性肝炎

- 病毒性肝炎是由肝炎病毒引起的，以肝脏损害为主的一组全身性传染病，按病原学分类目前已确定的有甲、乙、丙、丁、戊型。
- 五型病毒性肝炎临床表现形似，以疲乏、食欲减退、厌油、肝大、肝功能异常为主，部分患者有黄疸。
- 甲型和戊型病毒性肝炎是胃肠道传染病，常表现为急性感染。
- 乙型、丙型和丁型病毒性肝炎多呈慢性感染，主要经体液、血液等胃肠外途径传播。
- 我国是病毒性肝炎的高发区。

乙型病毒性肝炎

- 传染源：主要是急、慢性乙型病毒性肝炎患者和病毒携带者。
- 传播途径：①母婴传播。围生期传播或分娩过程传播是母婴传播的主要方式，婴儿因破损的皮肤、黏膜接触到母亲血液、羊水、阴道分泌物等而被传染。②体液、血液传播：微量被乙肝病毒污染的血液进入人体即可感染，如输血、器官移植等。③虽然经破损的消化道、呼吸道黏膜或昆虫叮咬在理论上有传染的可能性，但未见实际证实病例。

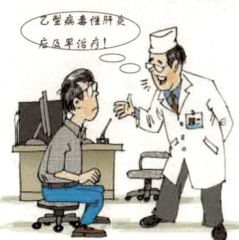

- 婴幼儿是感染乙肝病毒最危险的年龄段，因为他们通常不具有抗乙肝病毒的抗体。乙型肝炎表面抗原（HBsAg）阳性母亲的新生儿、乙肝表面抗原阳性者家属、反复输血及血制品者、多个性伴侣者、静脉药瘾者及医务工作者是易感高危人群。
- 病毒性肝炎主要损害肝脏，对肝外器官也可造成一定损害。
- 乙型病毒性肝炎可以并发脂肪肝、肝硬化、肝癌等，对人体危害较大。

乙肝疫苗

- 第一代乙肝疫苗：血源疫苗，应用近20年，使90%的接种者获得免疫，功不可没。因血源有限及有潜在危险性，已停止生产。
- 第二代乙肝疫苗：基因工程疫苗，应用近10年，目前独占市场。特点：①可以大规模生产，原料不受限。②无传染性，安全性好。③免疫原性优于血源疫苗。
- 第三代乙肝疫苗：DNA疫苗，正在实验研究中。如能排除致癌性、致畸性，将有望问世。特点：①易制备，稳定性好。②有持久免疫力。③免疫应答全面。

需要接种乙肝疫苗的成人

- 医务人员：如传染科、口腔科、妇产科、手术室、血液透析室和检验科的医务人员，新就业的医务人员及卫生防疫工作者等未接种乙肝疫苗者。
- 与乙肝患者和乙肝表面抗原阳性者密切接触者、性伴侣和配偶等。
- 血液透析患者、器官移植前的患者、大量受血者或经常使用血液及血液制品者。
- 静脉注射药瘾者、男性同性恋者和性乱者。
- 免疫障碍或免疫抑制剂使用者、发育障碍者、收容所中的患者、精神病院的患者及工作人员。

乙肝疫苗的免疫程序

乙肝疫苗全程接种三针，接种时间为0、1、6个月，即接种第一针后，1个月后接种第二针，6个月后接种第三针。

注意事项

1 接种前必须将安瓿内的疫苗摇匀，有摇不散块状物等不得使用。

2 接种前询问免疫史，过敏体质和患有超敏反应性疾病者慎用。

3 新生儿第一针最好在出生后24小时以内接种。体重小于2千克的早产儿其首剂接种可延期到出生后1个月或体重达标时进行。

4 接种者如有发热、严重感染或其他严重疾病，应暂缓接种。

5 接种时，医务人员应备有肾上腺素，当发生过敏性休克时使用。

6 在上臂三角肌肌内注射，每次一支。

产生抗体后是否还需要接种乙肝疫苗？

乙肝疫苗接种后产生的抗体水平随时间逐渐下降。一般接种疫苗，注射三针后第一个月97%的人都可测到表面抗体；第二年仍保持在这一水平；第三年降到74%左右，抗体滴度也下降。是否需要再次接种疫苗，主要是要在测定乙肝表面抗体的滴度后，决定何时再接种乙肝疫苗。乙肝表面抗体滴度小于或者等于10国际单位/毫升者，应在半年内接种。抗体滴度大于10国际单位/毫升可在六年内复种。中国的很多医学者建议免疫后3年内加强一次为好。

50. 麻疹和麻疹活病毒疫苗

麻疹活病毒疫苗是用麻疹病毒减毒株接种鸡胚细胞经培养收获病毒液后冻干制成。

警示

麻疹活病毒疫苗是减毒疫苗，免疫缺陷者禁用。

麻疹

- 麻疹是由麻疹病毒引起的一种急性呼吸系统传染病，一年四季都可发生，以冬春季节发病较多，儿童易感染。
- 麻疹病毒存在于患者的眼、鼻、咽喉部的分泌物中，通过说话、打喷嚏、咳嗽喷出的飞沫传染给健康人，特别是没有患过麻疹、没有接种麻疹活病毒疫苗或接种没有成功的儿童。
- 接触麻疹患者后，10天左右就会发病。开始为发热、打喷嚏、流泪、咳嗽，两三天后口腔第二对臼齿的颊黏膜处出现灰白色小点，然后，自耳后及颈部开始出现疹子，渐渐蔓延到全身，皮疹出齐后逐渐消退，一般要经过三四周方可痊愈。
- 年幼体弱者或病中护理不好者，往往会并发肺炎、中耳炎等，危害健康。

麻疹活病毒疫苗

- 麻疹活病毒疫苗要在出生8个月以后接种。
- 新生儿的血液中含有从母体带来的抗麻疹病毒的母传抗体。这种抗体会在体内维持一段时间。因此，婴儿有保护自己不得麻疹的能力。
- 如果过早接种麻疹活病毒疫苗，这种抗体也能把麻疹活病毒疫苗中的病毒中和掉，使麻疹活病毒疫苗不产生其应有的效力。这样，婴儿就不能产生抗麻疹病毒的能力。

注意事项

1 疫苗加水溶解后为橘红色透明液体。如发现颜色变紫、变黄，安瓿有裂纹、标签不清、溶解不好、超过有效期者，均不可使用。

2 麻疹病毒对温度和光线抵抗力较弱，可迅速灭活，应注意避光保存。冻干疫苗经溶解成液体状态后，可迅速导致效价降低，必须在半小时内用完。

3 启开安瓿和注射时，切勿使消毒剂接触疫苗；用75%乙醇消毒皮肤，待干后再注射。

4 注射过丙种球蛋白者至少间隔6周以上才可接种本疫苗，因丙种球蛋白含有麻疹抗体，能中和疫苗中的麻疹病毒，干扰免疫效果。接种麻疹活病毒疫苗至少2周后方可注射丙种球蛋白，因麻疹活病毒疫苗注射后2周人体即可产生抗体，这时就不受丙种球蛋白影响。

- 婴儿出生8个月后，母传抗体逐渐自然消失，此时接种麻疹活病毒疫苗，疫苗中的病毒就不会被中和，婴儿就能产生抵抗麻疹病毒的能力。因此，出生8个月以上才能接种麻疹活病毒疫苗。

51. 流行性脑脊髓膜炎和脑膜炎球菌多糖疫苗

我国于20世纪80年代开始生产A群脑膜炎球菌多糖疫苗。2001年开始生产A+C群脑膜炎球菌多糖疫苗。

 警示

流行性脑脊髓膜炎有多个亚群，目前脑膜炎球菌多糖疫苗只能预防脑膜炎奈瑟氏球菌A、C型感染，不能预防其他型感染。

 流行性脑脊髓膜炎

- 流行性脑脊髓膜炎简称流脑，是由脑膜炎奈瑟氏球菌引起的急性化脓性脑膜的感染。脑膜炎奈瑟氏球菌可分为A、B、C、D、X、Y、Z等13个亚群。
- 临床表现为突发高热、剧烈头痛、频繁呕吐、皮肤黏膜有瘀点或瘀斑，严重者可出现败血症性休克，危及生命。
- 健康带菌者和患者是传染源，病原体借咳嗽、打喷嚏经过飞沫进入呼吸道而传播疾病。
- 本病隐性感染率高。新生儿自母体可获得抗体，6个月以后抗体逐渐消失。因此，5岁以下小儿，尤其是6个月至2岁本病发病率最高。

 脑膜炎球菌多糖疫苗

- A群脑膜炎球菌多糖疫苗：主要用于6~18个月的婴幼儿。接种两次，每次间隔时间不得少于3个月。
- A+C群脑膜炎球菌多糖疫苗：用于2岁以上小儿及成人。A+C群脑膜炎球菌多糖疫苗的接种程序为2剂次，于3周岁、6周岁各接种1剂次。2剂次间隔≥3年。与接种A群脑膜炎球菌多糖疫苗最后一剂次间隔≥12个月。疾病流行区的2岁以下小儿可用于进行应急接种。按以上原则接种A+C群脑膜炎球菌多糖疫苗，3年内避免重复接种。
- 脑膜炎球菌多糖疫苗：对2岁以上小儿和成人有85%~100%的短期效果。2岁以上小儿或成人，接种一次A+C群脑膜炎球菌多糖疫苗可提供至少3年的保护作用。

 注意事项

1. 患有癫痫、抽搐、脑部疾病等，以及有过敏史者禁止接种。
2. 发热、急性疾病等禁止接种。
3. 个别小儿接种后，局部出现红晕、轻微疼痛，1~2天可消失；全身反应有低热，1%~4%的接种者可出现超过38.5℃的发热。低热时让小儿多饮水，如果体温超过38.5℃或出现过敏反应，应去医院就诊。
4. 接种后罕见严重发热反应。注射局部重度红肿等并发症。出现这些并发症后应及时就诊。
5. 接种后罕见严重发热反应，注射局部重度红肿等并发症。出现这些并发症后应及时就诊。
6. 接种后极罕见不良反应有过敏性皮疹、过敏性休克、过敏性紫癜及血管神经性水肿等，应及时就诊进行抗过敏治疗。

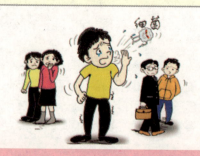

52. 流行性乙型脑炎和乙型脑炎减毒活疫苗

乙型脑炎减毒活疫苗是一种预防乙型脑炎的疫苗，是将乙型脑炎减毒株病毒接种于地鼠肾单层细胞，经培养后收获病毒液，加保护剂冻干而制成。

警示

乙型脑炎减毒活疫苗不可以用于免疫缺陷者、正在接受免疫抑制治疗者、严重慢性病者、慢性病的急性发作期和发热者、孕妇等。患脑病、未控制的癫痫和其他进行性神经系统疾病者也不应接种。

 流行性乙型脑炎

- 流行性乙型脑炎简称乙脑，又称日本脑炎，是由乙型脑炎病毒引起的以脑实质炎症为主要病变的中枢神经系统急性传染病。
- 临床表现以高热、抽搐、意识障碍为主，病死率较高，部分病例留有严重后遗症。
- 流行性乙型脑炎是人畜共患病，人和多种动物（猪、牛、马、羊、鸡、鸭、鹅等）都可成为传染源。
- 流行性乙型脑炎主要通过蚊虫叮咬传播，库蚊、伊蚊和按蚊都可以传播本病。
- 人对乙型脑炎病毒普遍易感，多呈隐性感染，感染后可获得持久免疫力。病例主要集中在10岁以下小儿，以2~5岁小儿发病率最高。

 乙型脑炎减毒活疫苗

- 由于流行性乙型脑炎有明显的季节性，预防接种应当选择在本病流行前的一个月进行。
- 10岁以下小儿是注射乙型脑炎减毒活疫苗的主要对象。如条件许可，可扩大至15岁以下小儿。
- 在非流行区，不论成人和儿童，没有受过带毒蚊子叮咬，对流行性乙型脑炎没有免疫力，这些人到流行地区都应接受预防接种。
- 农村和市郊，蚊子多的地区，流行性乙型脑炎发病率较高，应特别加强预防接种工作。

 注意事项

1 家族和个人有惊厥史者、患慢性病者、过敏体质者、哺乳期妇女应慎重接种。

2 注射免疫球蛋白者应至少间隔3个月以上接种本疫苗，以免影响免疫效果。

3 本疫苗与其他减毒疫苗接种间隔应不少于1个月。

4 育龄妇女注射本疫苗后，应至少3个月内避免怀孕。

5 一般接种疫苗后24小时内，注射部位可出现疼痛和触痛，多数情况下于2~3天自行消失。

6 接种疫苗后1~2周，可能出现一过性发热反应。其中大多数为轻度发热反应，一般持续1~2天可自行缓解，不需要处理，必要时适当休息，多喝开水，注意保暖，防止继发感染。对于超过38.5℃的发热反应或发热时间超过48小时者，应去医院就诊。

7 接种疫苗后，偶有散在皮疹出现，一般不需要特殊处理，必要时可对症治疗。

8 罕见过敏性休克、过敏性皮疹等严重过敏反应，一旦发生应及时救治。

53. 麻疹风疹联合减毒活疫苗

麻疹风疹联合减毒活疫苗可刺激机体产生抗麻疹病毒和风疹病毒的免疫力，以预防麻疹和风疹。

警示
孕妇不应接种本疫苗，而且接种了疫苗的妇女在3个月内应避免怀孕。

风疹

- 风疹是由风疹病毒引起的一种急性呼吸系统传染病。
- 临床特征为上呼吸道轻度炎症，发热，全身红色斑丘疹，耳后、枕后及颈部淋巴结大，病情较轻，预后良好。孕妇在怀孕早期感染风疹病毒，易引起胎儿先天性畸形。
- 风疹患者和带毒者都是传染源。风疹病毒可通过飞沫传播，也可通过接触传播。凡未患过风疹也未接种过疫苗者对风疹普遍易感，感染后能获得持久的免疫力。小于6个月的婴儿因获得母体来源的被动免疫故很少发病，但在1岁内随月龄增长而抗体消失后成为易感者。
- 本病多见于学龄前及学龄儿童。

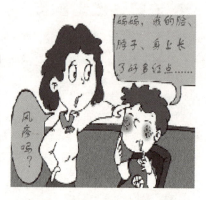

麻疹风疹联合减毒活疫苗

- 对本品任何成分和（或）鸡蛋过敏者，发热性疾病患者，活动性、未治疗的结核病患者，接受免疫抑制治疗的患者，禁止接种。
- 免疫缺陷者，家族中有先天性或遗传性免疫缺陷史者，只有证实了具有免疫能力后才能接种疫苗。
- 本疫苗应与其他疫苗间隔1个月或以上使用，如有必要同时接种吸附无细胞百日咳、白喉、破伤风联合疫苗，应用不同的注射器，在不同的部位接种。
- 有个人或家族惊厥史、脑外伤史者应慎用。
- 感染了人类免疫缺陷病毒的儿童和年轻人，但无明显的临床症状可以接种疫苗，但应仔细监测患者是否会患此疫苗预防的疾病。
- 接种后一般无局部反应。在6～11天时，个别人可出现一过性发热、反应及散在皮疹，一般不超过2天可自行缓解。
- 成人接种后2～4个月，个别人可出现轻度关节反应，一般不需要特殊处理。
- 疫苗若出现异常混浊，疫苗瓶有裂纹或标签不清楚者，不得使用。

54. 麻疹、腮腺炎和风疹联合病毒活疫苗

麻疹、腮腺炎和风疹联合病毒活疫苗是由麻疹活病毒疫苗、腮腺炎活病毒疫苗和风疹活病毒疫苗原液配制而成的一种联合疫苗。可用于同时预防相应传染病。

警示

免疫缺陷者、免疫抑制治疗者或对鸡蛋或青霉素有过敏史者不得接种本疫苗，孕妇禁止接种。

疫苗小知识

- 本疫苗英文缩写为 MMR。
- 适用于 1~2 岁幼儿预防麻疹、腮腺炎、风疹的主动免疫（初种），也适用于 4~14 岁儿童的复种。未怀孕的青春期女性和成年妇女也可以接种本疫苗预防相应疾病。
- 本疫苗诱发的免疫力是长期持久的。
- 本疫苗可以和水痘疫苗，吸附无细胞百日咳、白喉、破伤风联合疫苗，b 型流感嗜血杆菌疫苗和乙肝疫苗同时接种，但应注意，不可使用一个注射器，而且不可以在同一部位接种。
- 本疫苗也可以与口服脊髓灰质炎减毒活疫苗同时接种。
- 除此之外，本疫苗与其他减毒疫苗须间隔 1 个月方可接种。
- 本疫苗是三联疫苗，减少了接种次数、就诊次数，减轻了接种者的痛苦。
- 本疫苗可以皮下注射，也可以肌内注射。对于血小板减少症和出血性疾病患者应于皮下注射。

注意事项

1 本疫苗禁止静脉注射。

2 孕妇禁止接种。接种 3 个月内应避免怀孕。

3 应在 2~8 ℃暗处保存。

4 严重发热性疾病患者应暂缓接种。

5 接种局部有时可出现红肿、疼痛，一般可自行消失。

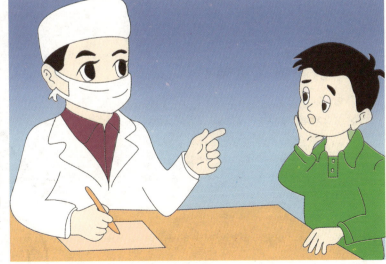

55. 甲型病毒性肝炎和甲肝减毒活疫苗

甲肝减毒活疫苗是一种预防甲型病毒性肝炎的疫苗，是将甲肝病毒减毒株接种人二倍体细胞，经培养后采集细胞培养液而制成。

警示

免疫缺陷者、免疫功能低下者、免疫抑制治疗者、过敏体质者不得接种本疫苗。

正在患急性传染病或其他严重疾病者不得接种本疫苗。

患未控制的癫痫和其他进行性神经系统疾病者不得接种本疫苗。

孕妇不得接种此疫苗。

甲型病毒性肝炎

- 甲型病毒性肝炎无病毒携带状态，传染源是急性期患者和隐性感染者。
- 主要经粪-口途径传播。粪便污染饮水源、食物等可引起流行，甚至暴发流行。例如，1988年上海暴发甲型病毒性肝炎流行，是由于食用受粪便污染的未煮熟的毛蚶引起的。因输血感染本病的病例很罕见。
- 6个月以内的婴儿有来自母亲的抗体不易感染本病。6个月以后，抗体逐渐消失而成为易感者。
- 感染后可获得持久免疫力。

甲肝减毒活疫苗

- 甲肝减毒活疫苗适用于1岁以上的甲型病毒性肝炎易感者。18月龄接种第1剂，24~30月龄接种第2剂。两剂次间隔≥6个月。
- 慢性病毒性肝炎患者，甲肝抗体阴性者，为了保护机体免受甲肝病毒侵袭，可以接种本疫苗。
- 医务人员和饮食行业人员应接种本疫苗。
- 军人、旅游者、在外就餐频繁者也应该接种本疫苗。

注意事项

1 甲肝减毒活疫苗系减毒疫苗，溶解疫苗和注射疫苗时切勿使消毒剂接触疫苗。

2 疫苗溶解后应为透明、澄清液体。如有混浊、摇不散的沉淀、异物或瓶体裂纹，均不应使用。

3 注射丙种球蛋白者，应间隔1个月以上再接种本疫苗。

4 体温超过37.5℃时应暂缓接种。

5 接种疫苗后少数人可能出现局部疼痛、红肿，一般在72小时内可自行缓解。

6 偶有皮疹出现，一般不需要特殊处理，可以自行消退。如果2~3天皮疹不消退或越来越多，请去医院就诊。

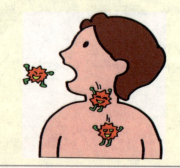

四、其他疫苗

除了国家免疫规划的第一类疫苗,我国市场上还有许多需要公民自费并且自愿受种的其他疫苗,即第二类疫苗,可以预防相应的传染病。这些疫苗也很常见,有些还与我们息息相关,如狂犬病疫苗、流感疫苗等。这些疫苗,大家可以有选择地进行接种。例如,接种水痘疫苗不仅可以预防儿童时期得水痘,还可以预防在成年之后得带状疱疹。再如,在秋冬季流感流行季节前可以接种流感疫苗,每年接种一次,免疫力可持续一年。

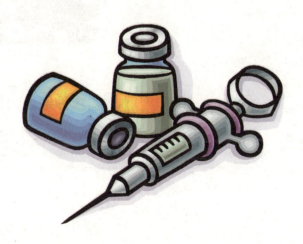

56. 吸附白喉破伤风联合疫苗

吸附白喉破伤风联合疫苗有两种。一种适用于12岁以下儿童，另一种适用于成人及青少年。儿童用吸附白喉破伤风联合疫苗每次剂量为0.5 mL；成人及青少年用吸附白喉破伤风联合疫苗每次剂量也为0.5 mL。

成分和性状

- 吸附白喉破伤风联合疫苗是用白喉类毒素原液和破伤风类毒素原液加入氢氧化铝佐剂制成。其为乳白色均匀悬液，长时间放置佐剂下沉，溶液上层无色透明，但经振摇后能均匀分散。本品主要成分为白喉抗原、破伤风抗原；辅料包括氢氧化铝、氯化钠、磷酸盐、四硼酸钠和硫柳汞。

免疫程序和剂量

- 6岁接种1剂儿童用吸附白喉破伤风联合疫苗。
- 12岁以上人群接种1剂成人及青少年用吸附白喉破伤风联合疫苗。

禁忌

- 患严重疾病、发热或有过敏史者禁用。
- 注射破伤风类毒素、白喉类毒素后发生神经系统反应者禁用。

不良反应

- 接种局部可能会有红肿、疼痛、发痒，或低热、疲倦、头痛等，一般不需要处理，可自行消退。
- 接种局部如果出现硬结，一般1~2个月即可吸收。

注意事项

1. 使用前应充分摇匀，如果出现摇不散的沉淀、异物不得使用。
2. 疫苗曾经冻结、疫苗瓶有裂纹或标签不清者不得使用。
3. 应备肾上腺素等药物，以备发生严重过敏反应时使用。
4. 接种疫苗后应至少观察30分钟后方可离开。

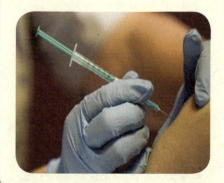

接种部位和途径

上臂三角肌肌内注射，注射1次，注射剂量为0.5 mL。

贮藏

疫苗应于2~8℃避光保存和运输。

57. 霍乱和重组 B 亚单位/菌体霍乱疫苗（肠溶胶囊）

口服重组 B 亚单位/菌体霍乱疫苗（肠溶胶囊），可以降低霍乱的发病率，减轻症状和降低死亡率。重组 B 亚单位/菌体霍乱疫苗（肠溶胶囊）是用工程菌制备重组霍乱毒素 B 亚单位与灭活的 O1 型古典生物型或 Eltor 生物型霍乱弧菌菌体经冷冻干燥成粉，与适量乳酸、硬脂酸镁混合成浅黄色或浅褐色均匀粉末后，制成的肠溶胶囊。目前我国使用的 B 亚单位/菌体霍乱疫苗（肠溶胶囊）每粒装量 240 mg。

霍乱

- 霍乱是由霍乱弧菌所引起的一种烈性传染病。
- 本病起病急、传播快，曾在全球范围内引起大流行。
- 霍乱是我国法定的甲类传染病，需要重点防治。
- 霍乱的临床表现轻重不一，大多数患者仅有轻度腹泻，少数患者可有剧烈呕吐、腹泻，脱水，肌肉痉挛及周围循环衰竭等。
- 缺乏免疫力的人不分种族、年龄和性别，对霍乱弧菌普遍易感；但隐性感染多，出现临床表现的少。
- 患霍乱后可获得一定免疫力。
- 霍乱在热带地区全年均可发病，在我国以夏秋季为流行季节。

重组 B 亚单位/菌体霍乱疫苗（肠溶胶囊）

- 初次免疫者需要服用三次，分别于 0、7、28 天服用，每次服用一粒。
- 接受过重组 B 亚单位/菌体霍乱疫苗（肠溶胶囊）免疫的人员，可根据疫情于流行季节前加强一次，方法、剂量同上。
- 本品适用于 ≥ 2 岁的小儿、青少年等，主要包括以下人员：①卫生条件较差地区的居民、霍乱流行和受流行威胁地区的人群；②旅游者、旅游服务人员、水上居民；③饮食业和食品加工业工作人员、医疗防疫人员；④遭受自然灾害地区的人员；⑤军队执行野外战勤任务的人员；⑥野外特种作业人员；⑦港口、铁路沿线工作人员；⑧下水道、分辨、垃圾处理人员。

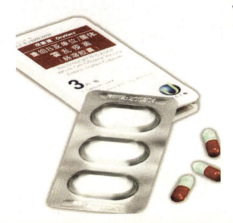

注意事项

1 发热，严重高血压，心、肝、肾疾病，艾滋病及活动性结核患者禁止本品的预防接种。

2 本品禁用于孕妇及 2 岁以下的小儿。

3 对本品过敏或服用后发现不良反应者应停止服用并咨询医生。

4 应于餐后 2 小时服用本品，服用后 1 小时内勿进食。服用本品 2 天内忌食生冷、油腻、酸辣食物。

58. 水痘和带状疱疹与水痘疫苗

水痘减毒活疫苗系用具有良好免疫原性的水痘-带状疱疹减毒株，接种于二倍体细胞，经培养，收获病毒冻干制成，为乳白色疏松体，经溶解后为透明或乳白色澄明液体。接种水痘疫苗是预防水痘感染的唯一手段。接种水痘疫苗不仅能预防水痘，还能预防因水痘-带状疱疹而引起的并发症。

 警示

患严重疾病者、免疫缺陷者、对庆大霉素或卡那霉素全身性过敏者禁用；孕产妇禁用。

水痘和带状疱疹

水痘和带状疱疹都是由水痘-带状疱疹病毒感染引起的传染病。

水痘

- 水痘为原发性感染，多见于儿童。
- 临床上以轻微和全身症状和皮肤、黏膜分批出现迅速发展的斑疹、丘疹、疱疹与结痂为特征。
- 水痘患者为主要传染源，自水痘出疹前1～2天至皮疹干燥结痂时，均有传染性。易感儿童接触带状疱疹患者，也可发生水痘，但少见。
- 主要通过飞沫和直接接触传播。在近距离、短时间内也可通过健康人间接传播。
- 普遍易感，但学龄前儿童发病最多。易感者接触患者后约90%发病，故幼儿园、小学等幼儿集体机构易引起流行。
- 6个月以内的婴儿由于获得母体抗体，发病较少，妊娠期间患水痘可感染胎儿。

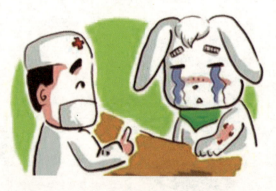

带状疱疹

- 由于水痘-带状疱疹病毒具有亲神经性，感染后可长期潜伏于脊髓神经后根神经节的神经元内，当抵抗力低下或劳累、感染、感冒时，病毒可再次生长繁殖，并沿神经纤维移至皮肤，使受侵犯的神经和皮肤产生强烈的炎症。
- 本病好发于成人，春秋季节多见。发病率随年龄增大而呈显著上升。
- 皮疹一般在单侧或按神经节段分布，有集簇性，并伴有疼痛；年龄越大，神经痛越重。

四、其他疫苗　71

- 皮疹常见于胸部，约占50%，其次是腰部、面部等。
- 发疹前可有轻度乏力、低热、纳差等全身症状，患处皮肤自觉灼热感或者神经痛，触之有明显的痛觉敏感，持续1~3天，亦可无前驱症状即发疹。
- 患处常首先出现潮红斑，很快出现粟粒至黄豆大小的丘疹，簇状分布而不融合，继之迅速变为水疱，疱壁紧张发亮，疱液澄清，外周绕以红晕，各簇水疱群间皮肤正常；皮损沿某一周围神经呈带状排列。
- 神经痛为本病特征之一，可在发病前或伴随皮损出现，老年患者常较为剧烈。
- 病程一般2~3周，水疱干涸、结痂脱落后留有暂时性淡红斑或色素沉着。

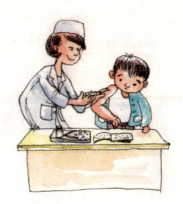

水痘疫苗

- 年龄为12月龄以上的水痘易感者应接种。具体接种程序请参照不同厂家的产品说明书。
- 患严重疾病者、免疫缺陷者、对庆大霉素或卡那霉素全身性过敏者禁用。
- 孕产妇禁用。
- 注射后偶有轻微局部反应。罕见中度发热，伴有一过性出疹，一般不超过3天可自行缓解。通常不需特殊处理，必要时可对症治疗。
- 凡发热、患急性传染病者应推迟接种。
- 接受免疫抑制剂治疗者应停止治疗2周以上再接种。
- 除麻疹、腮腺炎和风疹活疫苗外，在使用其他活疫苗1个月内，不应使用本疫苗。
- 注射过丙种球蛋白者1个月内，不应使用本疫苗。
- 白血病、肿瘤等高危患者，应在医生的指导下慎用。
- 对其他药物过敏者慎用。
- 疫苗一经开启应在30分钟内用完。
- 接种后偶见低热和轻微皮疹，但通常是轻微的且可以自行消失。
- 急性严重发热性疾病者应推迟接种。
- 疫苗应在2~8℃暗处储存。

59. 狂犬病和狂犬病疫苗

狂犬病疫苗是狂犬病毒灭活后制成的疫苗。用于对狂犬病毒有高危接触者（如兽医）的接触前免疫接种，也可与狂犬病免疫球蛋白联合用于接触后的预防。

警示

接种疫苗期间可照常工作、学习，但切忌饮食酒、浓茶等刺激性食物及进行剧烈劳动，以避免引起反应。

狂犬病

- 狂犬病又称恐水症，是由狂犬病毒引起的一种侵犯中枢神经系统的急性人畜共患传染病。
- 临床表现为特有的恐水、怕风、畏光、恐惧不安、痉挛抽搐，终致瘫痪而危及生命。
- 带狂犬病毒的动物是本病的传染源，如犬、猫、猪、牛、马等。
- 人狂犬病通常由生病动物以咬伤方式传播。
- 狂犬病患者一般不是传染源，因其唾液中含狂犬病毒较少，不形成人与人之间的传播。
- 一些看似健康的动物唾液中也可能带有狂犬病毒，可能成为传染源。
- 狂犬病毒主要经咬伤传播，带病毒动物的唾液也可以经各种伤口，抓伤、舔伤的黏膜和皮肤侵入。
- 屠宰工人可在宰杀、剥皮病犬等过程中被感染。
- 蝙蝠群居洞穴中的含病毒气溶胶也可经呼吸道传播。
- 被生病动物咬伤后是否发病与下列因素有关。①咬伤部位：头、面、颈、手指被咬伤后发病机会多。②咬伤的严重性：伤口大而深者易发病。③局部处理情况：咬伤后立即彻底清洗者发病的机会小。④及时、全程、足量接种狂犬病疫苗并注射免疫球蛋白者发病率低。⑤被咬伤者免疫功能低下或者有免疫缺陷，发病率高。

被生病动物咬伤后伤口的处理

- 伤口处理包括彻底冲洗和消毒处理。
- 局部伤口处理越早越好，就诊时如伤口已结痂或者愈合，则不主张进行伤口处理。清洗或者消毒时如果疼痛剧烈，可给予局部麻醉。
- 伤口冲洗：用20%的肥皂水（或者其他弱碱性清洁剂）和一定压力的流动清水交替彻底清洗、冲洗所有咬伤和抓伤处至少15分钟。然后用生理盐水（也可用清水代替）将伤口洗净，最后用无菌脱脂棉将伤口处残留液吸尽，避免在伤口处残留肥皂水或者清洁剂。
- 较深伤口冲洗时，用注射器或者高压脉冲器械伸入伤口深部进行灌注清洗，做到全面彻底。
- 消毒处理：彻底冲洗后用碘伏或者75%酒精涂擦伤口。如伤口碎烂组织较多，应当首先予以清除。
- 如伤口情况允许，应当尽量避免缝合。
- 伤口较大或者面部重伤影响面容或者功能时，确需缝合的，在完成清创消毒后，应当先用抗狂犬病血清或者狂犬病患者免疫球蛋白做伤口周围的浸润注射，使抗体浸润到组织中，以中和病毒。数小时后（不少于2小时）再行缝合和包扎；伤口深而大者应当放置引流条，以利于伤口污染物及分泌物的排出。

狂犬病疫苗

- 人用狂犬病疫苗既往种类较多，现今国内外多使用细胞培养疫苗。我国现在使用的有精制VERO细胞狂犬病疫苗和精制地鼠肾细胞狂犬病疫苗，浓缩地鼠肾细胞狂犬病疫苗已禁用。

接种对象

接种对象可分为两种：一为咬伤后预防，二为无咬伤预防。

- 咬伤后预防：任何可疑接触狂犬病毒，如被动物（包括貌似健康动物）咬伤、抓伤（即使很轻的抓伤），皮肤或黏膜被动物舔过，都必须接种本疫苗。
- 无咬伤预防：有咬伤的高度危险或有接触病毒机会的工作人员，如兽医、动物饲养管理人员、畜牧人员、屠宰人员、狂犬病毒实验人员、疫苗制造人员、狂犬病患者的医护人员、岩洞工作人员、与其他哺乳动物接触频繁人员，以及严重疫区儿童、邮递员，去疫区旅游者，均应用狂犬病疫苗进行预防接种。

接种方法

- 接种程序：一般咬伤者于第0（注射当天）、3、7、14和28天各注射狂犬病疫苗1个剂量。狂犬病疫苗不分体重和年龄，每针次均接种1个剂量。
- 注射部位：上臂三角肌肌内注射。2岁以下婴幼儿可在大腿前外侧肌内注射。禁止臀部注射。
- 被动免疫制剂严格按照体重计算使用剂量，一次性足量注射。狂犬病患者免疫球蛋白按照每千克体重20个国际单位，抗狂犬病血清按照每千克体重40个国际单位计算。如计算剂量不足以浸润注射全部伤口，可用生理盐水将被动免疫制剂适当稀释到足够体积再进行浸润注射。
- 对于黏膜暴露者，应当将被动免疫制剂滴（涂）在黏膜上。
- 一般情况下，全程接种狂犬病疫苗后体内抗体水平可维持至少一年。如再次暴露发生在免疫接种过程中，则继续按照原有程序完成全程接种，不需加大剂量；全程免疫后半年内再次暴露者一般不需要再次免疫；全程免疫后半年到一年内再次暴露者，应当于第0和第3天各接种1剂疫苗；在1~3年再次暴露者，应于第0、3、7天各接种1剂疫苗；超过3年者应当全程接种疫苗。
- 暴露前基础免疫程序为第0、7、21（或28）天各接种1剂量狂犬病疫苗。持续暴露于狂犬病风险者，全程完成暴露前基础免疫后，在没有动物致伤的情况下，1年后加强1针次，以后每隔3~5年加强1针次。

注意事项

1 正在进行免疫规划接种的儿童可按照正常免疫程序接种狂犬病疫苗。接种狂犬病疫苗期间也可按照正常免疫程序接种其他疫苗，但优先接种狂犬病疫苗。

2 应当尽量使用同一品牌狂犬病疫苗完成全程接种。若无法实现，使用不同品牌的合格狂犬病疫苗应当继续按原程序完成全程接种，原则上就诊者不得携带狂犬病疫苗至异地注射。

3 对妊娠妇女和患急性发热性疾病、过敏性体质、使用类固醇和免疫抑制剂者，可酌情推迟暴露前免疫。

4 免疫缺陷者不建议暴露前免疫，如处在高暴露风险中，亦可进行暴露前免疫，但完成免疫接种程序后需要进行中和抗体检测。

5 对一种狂犬病疫苗过敏者，可更换另一种疫苗继续原有程序。

60. 抗狂犬病血清

抗狂犬病血清用于配合狂犬病疫苗对被疯动物严重咬伤，如头、面、颈部或多部位咬伤者进行预防注射。被疯动物咬伤后注射越早越好。咬伤后48小时内注射抗狂犬病血清可减少发病率。已有狂犬病症状的患者注射本品无效。

抗狂犬病血清简介

- 目前我国使用的抗狂犬病血清咸狂犬病抗体不低于400 IU/支。
- 抗狂犬病血清是由狂犬病病毒固定毒免疫马所得的血浆，经胃酶消化后纯化制成的液体抗狂犬病球蛋白制剂。其含硫柳汞防腐剂，为无色或淡黄色澄明液体，无异物，久置后可析出少量能摇散的沉淀。
- 被疯动物咬伤后应先处理伤口。如果伤口曾用其他化学药物处理过，应冲洗干净。先用抗狂犬病血清在受伤部位进行浸润注射，余下的血清进行肌内注射（头部咬伤可注射于颈背部肌肉）。
- 注射剂量应根据体重计算，每1 kg注射40 IU（特别严重者可酌情增至80~100 IU），在1~2天内分数次注射，注射完毕后开始注射狂犬病疫苗。也可以同时注射狂犬病疫苗。
- 儿童与成人用法相同。
- 本品应于2~8℃避光保存和运输。

脱敏注射法

使用生理盐水将抗狂犬病血清稀释10倍，分小量数次进行皮下注射。每次注射后观察20~30分钟。第一次可注射1 mL，观察患者无发绀、气喘或显著呼吸短促、脉搏加速时可进行第二次注射，注射2 mL。如果注射剂量达4 mL时，患者仍无上述反应，可缓慢注射余下的全量。

注意事项

- 如果本品出现混浊、摇不散的沉淀、异物或瓶体裂纹、标签不清、过期失效者，不得使用。
- 每次注射应有详细记录，记录内容包括姓名、性别、年龄、住址、注射次数、上次注射后的反应、本次过敏试验结果及注射后的反应、所用药品的生产单位名称及批号等。
- 使用抗狂犬病血清必须特别注意防止发生过敏反应，注射前必须做过敏试验并详细询问患者既往过敏史。
- 过敏试验：用生理盐水将抗狂犬病血清稀释10倍（0.1mL抗狂犬病血清加0.9mL生理盐水）。在患者前臂下1/3内侧皮内注射0.05mL。30分钟后观察结果，注射部位无明显反应者为阴性；注射部位出现皮球增大、红肿、浸润，特别是形似伪足或有痒感者为阳性；注射部位反应特别严重或伴有全身症状，如荨麻疹、鼻咽刺痒、喷嚏等为强阳性反应。
- 过敏试验阴性者可在严密观察下直接注射抗血清。
- 过敏试验阳性和强阳性者需要用脱敏法进行注射。注射同时应严密观察患者病情变化，并做好抢救准备。
- 无过敏史或过敏反应阴性者并非没有发生过敏反应的可能。慎重起见，可先小剂量注射于皮下，观察30分钟后，若无异常反应，再注射全量。

61. 人狂犬病免疫球蛋白

人狂犬病免疫球蛋白主要用于被犬或者其他疯动物咬伤、抓伤患者的被动免疫。所有怀疑有狂犬病暴露的患者均应联合应用狂犬病疫苗和人狂犬病免疫球蛋白。如果患者接种过狂犬病疫苗并且具有足够的抗狂犬病抗体滴度，仅需要再次接种疫苗，而不需要使用本品。

 ## 人狂犬病免疫球蛋白简介

- 人狂犬病免疫球蛋白是取用人用狂犬病疫苗按国家批准的免疫程序对健康献血员进行自动免疫所采集的血浆，用低温乙醇蛋白分离法分段沉淀提取免疫球蛋白部分，经超滤或冷冻干燥、灭活病毒处理等工序制得，其免疫球蛋白纯度应大于90%。然后配制成狂犬病抗体效价每1 mL不低于100 IU的溶液，加适量稳定剂，除菌滤过，无菌灌装制成。
- 本品为无色或淡黄色澄清液体，可带乳光，不应有异物、混浊或摇不散的沉淀。
- 目前我国使用的人狂犬病免疫球蛋白为液体制品，200 IU/支，狂犬病抗体效价不低于100 IU/mL。
- 被犬或其他疯动物咬伤或抓伤后应彻底清创，并用本品总剂量的1/2进行皮下浸润注射。余下的1/2进行肌内注射（头部咬伤者可注射于颈背部肌肉）。WHO建议尽可能多地在伤口部位注射。如果本品剂量不够，可用生理盐水稀释2~3倍后使用。
- 使用剂量按照20 IU/kg计算（或遵医嘱），如果一次注射所需剂量大于10 mL，可在1~2天内分次注射。随后即可进行狂犬病疫苗注射。应注意，两种制品的注射部位和注射器具要严格分开。

 ## 注意事项

- 本品不得用作静脉注射。
- 本品为肌内注射，无须做过敏试验。
- 使用本品前应检查有效期、药液是否澄清、瓶体有无裂纹。如果出现摇不散的沉淀、瓶体裂纹或过期失效等情况，不得使用。
- 治疗性疫苗启用后不推荐再次使用人狂犬病免疫球蛋白，因为其会妨碍主动免疫的充分表达。
- 使用本品后，3个月内不可接种麻疹等活病毒疫苗，因为抗体会干扰免疫应答。
- 对人免疫球蛋白过敏或有其他严重过敏史者禁用本品。
- 本品应于2~8℃避光保存和运输。

 ## 不良反应

1 一般无不良反应。少数人注射部位有红肿、疼痛，无须特殊处理，可自行恢复。

2 国外有血管神经性水肿、皮肤潮红、肾病综合症和过敏性休克的报道。一旦出现上述情况，应立即就医。

3 本品为人血液制品，尽管经过筛检及灭活病毒处理，仍不能排除含有病毒等未知病原体而引起学院性疾病传播的可能。

62. 流行性感冒和流感疫苗

目前的流感疫苗是选用WHO全球流感监测网络预测每年可能流行的某几种流感病毒类型，通过对此类流感病毒进行扩增、灭活，制作成全病毒灭活疫苗、裂解疫苗或亚单位疫苗。接种人体后可以减少感染流感的机会或者减轻流感症状。接种流感疫苗是目前最有效的预防方法，适用于任何可能感染流感病毒的健康人，每年在流行季节前接种一次，免疫力可持续一年。

警示

急性严重发热性疾病患者应暂缓接种。

已知对疫苗中任何成分过敏者或既往接种相关疫苗过敏者不能接种。

 流行性感冒

- 流行性感冒简称流感，是一种由流感病毒引起的急性呼吸系统传染病。
- 本病具有高度传染性，传播速度快，可在人群中引起流行。
- 临床表现主要为急起高热、头痛、乏力、全身肌肉酸痛等症状。
- 本病在健康年轻患者中多呈良性经过，较少出现并发症；但是，在老人和一些慢性病患者中可引起较严重的并发症。
- 流感病毒可分为甲（a）、乙（b）、丙（c）三型，甲型极易变异，可引起反复流行或大流行。
- 流感患者和隐性感染者是主要传染源。自潜伏期即有传染性，发病3天内传染性最强。轻型患者和隐性感染者传染性较强。
- 主要经飞沫传播，也可以经接触日常用具等传播。
- 人群普遍易感，感染后获得对同型病毒的免疫力，但维持时间短，各型及亚型之间无交叉免疫。

 流感疫苗

- 推荐接种人群：①60岁以上人群；②慢性病患者及体弱多病者；③医疗卫生机构工作人员，特别是一线工作人员；④小学生和幼儿园儿童；⑤养老院、老年人护理中心、托幼机构的工作人员；⑥服务行业从业人员，特别是出租车司机，民航、铁路、公路交通的司乘人员，商业及旅游服务的从业人员等；⑦经常出差或旅行的人员。
- 省级卫生行政部门可以根据本地区实际情况对重点推荐人群和推荐人群进行适当调整。
- 慎用人群：怀孕3个月以上的孕妇。
- 禁止接种流感疫苗的人群：①对鸡蛋或疫苗中其他成分过敏者；②格林巴利综合征患者；③怀孕3个月以内的孕妇；④急性发热性疾病患者；⑤慢性病发作期；⑥严重过敏体质者；⑦12岁以下儿童不能使用全病毒灭活疫苗；⑧医生认为不适合接种的人员。
- 在流感流行高峰前1～2个月接种流感疫苗能更有效地发挥疫苗的保护作用。推荐接种时间为每年9～11月。
- 局部反应：注射部位短暂的轻微疼痛、红肿。
- 全身反应：接种后可能发生低热、不适。一般只需要对症处理，不会影响疫苗效果。对鸡蛋蛋白高度过敏者可发生急性超敏反应。

63. b型流感嗜血杆菌感染和 b型流感嗜血杆菌结合疫苗

b型流感嗜血杆菌结合疫苗是由纯化的b型流感嗜血杆菌多糖醇与纯化破伤风类毒素共价结合而成的冻干疫苗，能刺激B淋巴细胞和T淋巴细胞应答，用于预防由b型流感嗜血杆菌引起的侵袭性感染（包括脑膜炎、肺炎、败血症、蜂窝织炎、关节炎、会厌炎）等。

 警示

急性严重发热性疾病患者应暂缓接种。

已知对疫苗中任何成分过敏者或既往接种相关疫苗过敏者不能接种。

 b型流感嗜血杆菌感染

- 大部分流感嗜血杆菌都是机会性感染细菌，即它们会在寄主体内生存而不引起任何疾病，但当某一些因素（如病毒感染或免疫力下降）出现后则会引发病症。
- 流感嗜血杆菌一般有六种菌株：a型、b型（又称乙型）、c型、d型、e型及f型。
- b型流感嗜血杆菌属于带荚膜类的流感嗜血杆菌，荚膜能帮助它们抵抗在没有免疫的寄主体内的吞噬作用及不触发补体介导的裂解，而造成侵袭性感染。
- 由流感嗜血杆菌自然产生的疾病只会在人类出现。在婴儿及孩童中，b型流感嗜血杆菌会引致菌血病及急性细菌性脑膜炎。偶尔也会引致蜂窝织炎、骨髓炎及关节感染。
- 自从1990年开始，美国使用b型流感嗜血杆菌结合型疫苗后，b型流感嗜血杆菌病症的患病率减少至每10万名儿童有1.3名儿童感染。
- b型流感嗜血杆菌仍然是发展中国家引致婴儿及儿童下呼吸道疾病的主因。

 b型流感嗜血杆菌结合疫苗

常见基础免疫程序为新生儿出生后6个月内三剂注射，可于出生后6周开始接种，为确保长期保护，推荐于出生后第二年加强一剂，6～12月龄未接种过的婴幼儿应接种两剂，间隔1个月，于出生后第二年加强接种一剂。1～5岁未接种过的儿童应接种一剂。具体接种程序以相应产品的说明书为准。

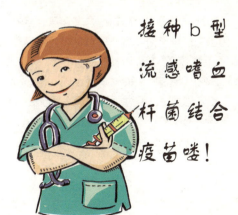

接种b型流感嗜血杆菌结合疫苗喽！

64. 肺炎和肺炎球菌结合疫苗

肺炎球菌结合疫苗是目前我国市场上的肺炎球菌结合疫苗仅有 7 价肺炎球菌结合疫苗。是目前唯一的一个用于预防 2 岁以下婴幼儿侵袭性肺炎球菌疾病的疫苗。

7 价肺炎球菌结合疫苗包含了 7 种主要的致病肺炎球菌荚膜多糖血清型：4 型、6B 型、14 型、19F 型、23F 型、18C 型、9V 型。这 7 种血清型占所有致病肺炎球菌的 81%。

 警示

已知对疫苗中任何成分过敏者或既往接种相关疫苗过敏者不能接种。

 肺炎

- 肺炎是呼吸系统常见疾病，在我国发病率较高。
- 老人、免疫功能低下者（应用免疫抑制剂、糖尿病、尿毒症患者等）并发肺炎时病死率较高。
- 肺炎可分为细菌性肺炎（肺炎球菌、金黄色葡萄球菌、流感嗜血杆菌等）、病毒性肺炎（腺病毒、呼吸道合胞病毒等）、支原体肺炎（肺炎支原体）、真菌性肺炎（假丝酵母菌、放线菌等）等。
- 肺炎还可以分为社区获得性肺炎和医院内获得性肺炎。
- 社区获得性肺炎传播途径为飞沫等，致病菌多为肺炎球菌，此外还有金黄色葡萄球菌、肺炎支原体等。
- 医院内获得性肺炎传播途径以口咽部吸入为主，也可经血源性播散、吸入污染的气雾等传播。致病菌以肺炎杆菌、绿脓杆菌、金黄色葡萄球菌常见，多为混合感染。

 肺炎球菌结合疫苗

- 适用于 2 岁以下婴幼儿。
- 采用肌内注射接种。首选接种部位为婴幼儿的大腿前外侧区域（股外侧肌）或儿童的上臂三角肌。
- 有以下情况应暂缓接种。①局部皮肤有严重皮炎、湿疹或其他皮肤病。②体温超过 37.5 ℃。③过去 2 周内出现过急性感染性疾病。④重度营养不良、免疫缺陷或佝偻病。
- 接种方法：3~6 个月的婴儿接种三次，每次至少间隔 1 个月，12~15 个月时加强一次。② 7~11 个月的婴儿接种两次，每次至少间隔 1 个月。12 个月以后加强一次，与第二次接种至少间隔 2 个月。③ 12~23 个月的幼儿接种两次，每次至少间隔 2 个月。④ 2~5 岁的小儿接种一次。

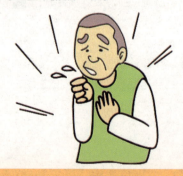

65. 肺炎球菌多糖疫苗

肺炎球菌多糖疫苗含有混合的高度提纯的 23 种最广泛流行、最具侵袭性的肺炎球菌荚膜多糖，它们至少代表了 90% 从血液中分离的肺炎球菌菌型和 85% 从一般无菌部位分离的肺炎球菌菌型。

 警示

已知对疫苗中任何成分过敏者或既往接种相关疫苗过敏者不能接种。

 疫苗小知识

- 原则上适用于 2 周岁以上人群，并特别推荐给高危人群，如 65 岁以上的老人，尤其居住在老人院的老人；免疫能力低下者；经常住院者（如因糖尿病、慢性支气管炎、呼吸功能不全、心力衰竭、烟草或酒精依赖者）；免疫缺陷者（如脾切除、镰状细胞贫血、肾病综合征患者）。
- 仅对于肺炎双球菌感染的高危人群（如脾切除者）中接种肺炎双球菌疫苗超过 5 年者，或体内抗体滴度显著下降者（如肾病综合征、肾衰或器官移植者），建议进行再次接种。
- 另外，建议 10 岁以下患有肾病综合征、脾切除和镰状细胞病的儿童间隔 3～5 年再次接种本疫苗。
- 对疫苗中任何成分过敏者、在 3 年内已接种过本疫苗者不能接种该疫苗，发热、急性感染、慢性疾病急性发作期应暂缓接种。
- 孕妇和哺乳期妇女应慎重，应在医生指导下使用。

注意事项

1 当患有任何发热性呼吸道疾病或其他急性感染时，应推迟使用疫苗，除非医生认为不接种疫苗会造成更大的危险。

2 2 岁以下的儿童接种疫苗后效果不理想，不应给 2 岁以下的幼儿接种疫苗。

3 高危人群首次接种 5 年后，建议再次接种。

4 免疫功能正常的成人不主张常规性再接种。

5 一般不推荐第三次接种。

6 皮下或肌内注射均可，但是不能静脉或皮内注射。

7 应避免在放疗和化疗期间接种疫苗。

8 免疫抑制治疗应和预防接种间隔 2 周。

9 接种后注射部位可有疼痛、红肿及硬结，偶有低于 38.5 ℃的发热，大多可以自行消退，不需要特殊处理。

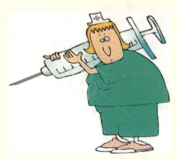

66. 伤寒和伤寒疫苗

伤寒疫苗是预防伤寒的有效武器。伤寒疫苗包括伤寒沙门菌疫苗、伤寒Ⅵ多糖疫苗和口服伤寒疫苗。后两种疫苗近年应用较多。

  警示

接种前应询问医生自己适合接种何种伤寒疫苗。

对疫苗中任何成分有过敏反应的人均不宜接受接种。

伤寒

- 伤寒是由伤寒杆菌引起的一种急性肠道传染病。
- 临床表现为发热、玫瑰疹（一种鲜红色的圆形斑疹，直径2~3毫米，压之褪色，松开时复现，主要分布在胸、腹及肩背部，四肢罕见）、肝脾大等。

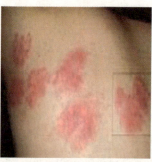

- 带菌者和伤寒患者是传染源。
- 伤寒杆菌经粪－口途径传播。水或食物被伤寒杆菌污染可引起暴发流行。苍蝇和蟑螂可携带伤寒杆菌，引起散发流行。
- 没有患过伤寒或者没有接种过伤寒疫苗的人容易感染。
- 伤寒发病后可以获得持久免疫力，第二次发病的很少见。
- 伤寒和副伤寒之间没有交叉免疫。
- 伤寒严重者可并发肠出血、肠穿孔、中毒性肝炎等。
- 由于抗生素的问世，伤寒病死率由12%下降至4%。

伤寒沙门菌疫苗

- 此是用伤寒沙门菌制成的一种灭活疫苗。
- 可达到中等程度的免疫保护，保护率为60%~67%，免疫持久性可达7年。
- 因为有相当比例的不良反应，所以已很少有人使用，或只用于军队。
- 疫苗采用皮下注射的方式接种，全程共接种两次，每次剂量为0.5毫升，两次之间间隔1个月。

伤寒Ⅵ多糖疫苗

- 是一种用培养的伤寒沙门菌经提纯Ⅵ多糖抗原而制成的用于预防伤寒的疫苗。
- 采用皮下或肌内注射的方式接种。注射7天后产生保护。
- 建议储存在2~8℃暗处。
- 为维持免疫力，建议每3年再次接种一次。
- 可以与本疫苗同时接种的疫苗包括黄热病疫苗和甲肝减毒活疫苗，但应更换注射器和注射部位。
- 除对疫苗成分的严重反应外无禁忌证。
- 接种后偶有发热、头痛、红斑或注射部位大于1厘米的硬结。

口服伤寒疫苗

- 此是一种活的伤寒弱毒菌株。
- 保护力显著受剂量和接种间隔时间的影响。
- 当疫苗是每次间隔2天,共给三个剂量时,在给最后一个剂量的7天后达到保护性免疫。
- 在流行地区,建议基础免疫后每三年加强一次。
- 建议给从非流行地区到流行地区的旅行者每年加强一次。
- 疫苗通常是口服肠溶胶囊,适用于6岁以上人群。
- 液体的口服疫苗可被2岁幼儿服用,并证明其免疫原性优于胶囊剂。当前只在少数国家销售。
- 可与本疫苗同时接种的疫苗包括口服脊髓灰质炎减毒活疫苗,霍乱和黄热病的活疫苗,麻疹、腮腺炎和风疹联合病毒活疫苗。
- 在服用疫苗的前后3天,应避免用氯胍或抗生素。
- 尚不知道孕妇服用是否会损伤胎儿,因此,孕妇应慎用。
- 疫苗可用于人免疫缺陷病毒阳性的无症状者。
- 疫苗要储存在2~8℃暗处。

注意事项

1 皮下或肌内注射的疫苗,注射部位在24小时内会有轻微疼痛。偶尔会有针口发炎或肿胀。有1%~5%的人会感觉注射部位轻微发热。这些不良反应一般可自行缓解。

2 孕妇或哺乳期妇女若要接种伤寒疫苗,应事先咨询医生。

3 伤寒疫苗可用于军人,港口、铁路沿线工作人员,下水道、粪便、垃圾处理人员,饮食行业从业人员,医务人员,水上居民或伤寒流行地区的人群。

4 发热,严重高血压,严重心脏、肝脏、肾脏疾病和活动性肺结核患者不能接种。

5 免疫缺陷者和免疫抑制剂治疗者应用伤寒疫苗须咨询医生。

6 疫苗曾冻结、有摇不散的凝块或者疫苗瓶有裂纹者不得使用。

7 接种疫苗后应观察30分钟,无不适后方可离开医院。

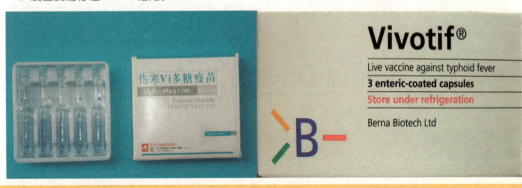

67. 肾综合征出血热和肾综合征出血热灭活疫苗（Ⅰ型、Ⅱ型）

Ⅰ型和Ⅱ型肾综合征出血热灭活疫苗分别适用于Ⅰ型和Ⅱ型肾综合征出血热。因为是灭活疫苗，安全性较高，但是需要反复注射。

警示

发热、急性疾病、严重慢性病、神经系统疾病、过敏性疾病及既往对抗生素和生物制品有过敏史者不得接种本疫苗。

孕妇和哺乳期妇女均不可接种本疫苗。

肾综合征出血热

- 肾综合征出血热又称流行性出血热，是由流行性出血热病毒（又称汉坦病毒）引起的以鼠类为主要传染源的一种疾病。
- 流行性出血热病毒有20多个血清型，引起人类疾病的有4型，我国主要流行的是Ⅰ型和Ⅱ型。
- 我国发现有50多种动物携带有流行性出血热病毒，主要是鼠类，其他动物包括猫、猪、犬、兔等。人不是主要传染源。
- 流行性出血热病毒可经呼吸道、消化道、接触传播，也可经胎盘由母亲传给胎儿。
- 主要临床表现为：①急起高热，多在39~40℃。②全身酸痛。

注意事项

1. 疫苗应在2~8℃的暗处保存。
2. 适用于10~60岁高危人群。
3. 上臂三角肌肌内注射。
4. 于第0、7、28天各注射一次。基础免疫后1年应加强免疫一次。
5. 接种后，一般无反应或者有轻微的反应。个别人有发热、头晕或者皮疹出现，应注意观察。
6. 因疫苗含有吸附剂，少数人注射后局部可出现硬结、轻度肿胀和疼痛，一般1~3天自行消退。
7. 如果疫苗混浊变色，有异物及摇不散的块状物不得使用。

Ⅰ型和Ⅱ型肾综合征出血热灭活疫苗

- Ⅰ型肾综合征出血热灭活疫苗用于预防Ⅰ型肾综合征出血热，是用Ⅰ型肾综合征出血热病毒接种原代沙鼠肾细胞，培养后采集病毒液，用β-丙内酯灭活病毒并加入氢氧化铝而制成。
- Ⅱ型肾综合征出血热灭活疫苗用于预防Ⅱ型肾综合征出血热，是用Ⅱ型肾综合征出血热病毒接种原代地鼠肾细胞，培养后采集病毒液，用甲醛溶液灭活病毒并加入氢氧化铝而制成。

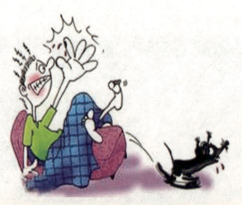

68. 钩端螺旋体病和钩端螺旋体疫苗

钩端螺旋体疫苗是一种预防钩端螺旋体病的单价或多价疫苗，取各地区主要钩端螺旋体流行菌型的菌株，经培养、杀菌后，按型别而配成。

警示

发热、急性传染病患者，严重心脏病、高血压、肝肾疾病、神经和精神疾病患者，孕妇和哺乳期妇女及有过敏史者禁用此疫苗。

 钩端螺旋体病

- 钩端螺旋体病简称钩体病，是由致病性钩端螺旋体所引起的急性动物源性传染病。
- 此病几乎遍及世界各地，我国大部分地区有散发或流行。

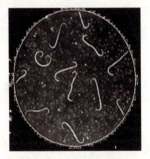

- 钩端螺旋体目前发现的有24个血清群，200多个血清型。
- 早期主要表现为发热，伴有畏寒和寒战，体温39℃左右；经治疗，恢复期有退热后再次发热的情况，体温38℃左右，1~3天可自行消退。
- 鼠类和猪是本病的主要传染源。
- 直接接触是本病的传播途径。携带钩端螺旋体的动物排尿污染周围环境，人（皮肤，尤其是破损的皮肤和黏膜）与环境中被污染的水接触而感染。
- 人对钩端螺旋体普遍易感，感染后可获得同型较强免疫力。
- 轻症患者早期对症治疗，恢复快，病死率较低。重症患者或没有及时治疗的患者，病死率较高。

 钩端螺旋体疫苗

- 选择有良好免疫效果的致病性钩端螺旋体，经过培养繁殖，达到一定数量以后，加酚杀死，然后制成钩端螺旋体疫苗。
- 在接种疫苗前，应摸清当地钩端螺旋体病流行的型别，接种符合当地流行型别的钩端螺旋体疫苗。
- 重点流行区除有禁忌证者外，都应接种。
- 一般流行区主要是对在水田或在潮湿地区工作的人员进行接种。特别是参加播种（插秧）、秋收、防洪、排洪，开垦荒地等易感人群均须及时接种，以防发病。

注意事项

1 疫苗接种后1个月左右才能产生免疫力，一般预防接种应安排在农忙前或清明节前完成。

2 预防接种必须全程、足量，初次注射两针，可以降低发病率或减轻症状。若只注射一针，则效果不好。

3 接种菌苗后，人体产生的免疫力可维持1年左右，以后每年注射一针加强，可保持免疫力。

4 女性月经期应暂缓注射。

69. 轮状病毒腹泻和口服轮状病毒活疫苗

口服轮状病毒活疫苗是在细胞中生长的四种不同种类轮状病毒混合而制成的一种活病毒疫苗，用于预防婴幼儿抵抗轮状病毒感染。

警示

身体不适、发热、体温 37.5℃以上者，急性传染病或其他严重疾病患者，免疫缺陷和接受免疫抑制治疗者，禁止服用本疫苗。

 轮状病毒腹泻

- 轮状病毒腹泻是由轮状病毒引起的胃肠道感染性腹泻。
- 轮状病毒腹泻在全年均可发生，秋冬季为流行高峰。
- 轮状病毒主要侵袭5岁以内的小儿，是秋冬季引起小儿死亡的主要原因之一。
- 轮状病毒具有很强的传染性，主要经粪－口途径传播，也可经呼吸道传播。
- 幼儿可通过接触被污染的手和玩具等物品而感染。
- 临床表现为发热急，初期可有发热、咳嗽等呼吸道症状，并出现呕吐、腹泻。腹泻物多为白色米汤样或者黄绿色蛋花样稀水便，有恶臭但不含血或黏液，病程一般可持续3～9天，目前没有特效的治疗方法。
- 稍有不慎即可引发以下疾病：轮状病毒性肺炎、轮状病毒性脑膜炎、轮状病毒性心肌炎、儿童1型糖尿病、病毒血症、胰腺炎等并发症，严重者会致人死亡。
- 轮状病毒感染的一个重要特点是：卫生状况的改善对其传播的影响很小，营养状况对其发病影响也小，至今尚无治疗轮状病毒腹泻的特效药物。
- 接种口服轮状病毒活疫苗是预防婴幼儿轮状病毒腹泻，尤其是重症腹泻最经济的手段。

 口服轮状病毒活疫苗

- 接种对象为无严重先天性疾病、无免疫功能低下的2个月至5岁健康小儿。
- 每年应服一次。

注意事项

身体不适、发热腋温超过37.5℃者，患急性传染病或其他严重疾病者，免疫缺陷者和正在接受免疫抑制剂治疗者，禁止接种该疫苗。

本疫苗接种途径为口服，勿用热开水送服，且使用疫苗前、后应与使用其他减毒活疫苗或免疫球蛋白间隔大于2周以上。

口服本疫苗后一般无不良反应，偶有低热、呕吐、腹泻等轻微反应，多为一过性，一般无需特殊处理。

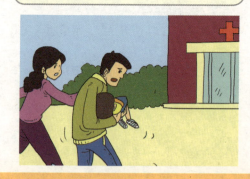

四、其他疫苗　85

70. 流行性斑疹伤寒和斑疹伤寒疫苗

斑疹伤寒疫苗是应用普氏立克次体滴鼻接种小白鼠，待其发病后，取其肺，经研磨、甲醛灭活、纯化浓缩后制成的生物制品，可以预防流行性斑疹伤寒。

警示

患有急性疾病及高热者，有显著症状的肾炎、糖尿病、活动性肺结核及心脏病者，妊娠后半期及月经期女性，过敏体质及有支气管哮喘史者，均不得接种本疫苗。

 流行性斑疹伤寒

- 流行性斑疹伤寒又称虱传斑疹伤寒，是由普氏立克次体引起的，以人虱为传播媒介所致的急性传染病。
- 本病起病较急，持续高热（2周左右），剧烈头痛，有皮疹。
- 目前，本病已基本得到控制，仅在寒冷地区郊区、农村有散发或小流行。
- 患者是唯一的传染源，病后第一周传染性最强，一般不超过3周。
- 人虱是本病的传播媒介，以体虱为主，头虱次之。因此，讲究个人卫生是预防本病的关键。
- 人普遍易感，病后可获得持久免疫力。少数人因免疫力不足偶尔可再次感染或体内潜伏的普氏立克次体再度增殖引起复发。

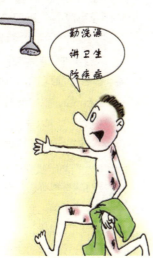

 斑疹伤寒疫苗

- 接种后第二周即可产生抗体，4周后达高峰。免疫力可维持1年以上。
- 接种对象为流行性斑疹伤寒流行地区的居民及拟进入该地区的人员。
- 皮下注射于上臂外侧三角肌。
- 初次接种该疫苗者，需注射三次，每次间隔5～10天。
- 1年后进行加强免疫，注射剂量与第三针相同。
- 每次的注射剂量与年龄有关。

注意事项

1 在2~10℃冷暗、干燥处保存。

2 接种前须把药液摇匀。

3 接种后有时出现局部红肿、压痛，偶有发热、头痛、淋巴结肿大等，注意休息可很快恢复。

4 如果出现荨麻疹、胸部压迫感、头晕、心悸等，应即停药，并做好急救准备。

5 接种后观察30分钟方可离开医院。

6 接种后1~2天不宜饮酒、洗热水浴、剧烈运动。

71. 鼠疫和鼠疫疫苗

鼠疫疫苗是一种用鼠疫耶氏菌制成的预防鼠疫的疫苗，用于鼠疫地区职业或非职业性接触野生啮齿动物者的预防接种。

警示
皮上划痕用制剂，严禁注射，仅供皮上划痕用。急慢性淋巴结炎、严重皮肤病、急性传染病及活动性结核患者，有严重过敏史者，免疫缺陷及用免疫抑制剂治疗者，妊娠期及前6个月哺乳期妇女禁止接种。

鼠疫

- 鼠疫是由鼠疫耶氏菌引起的烈性传染病，主要流行于鼠类和其他啮齿动物。
- 人类主要通过带菌的鼠蚤为媒介，经皮肤传入而引起腺鼠疫，经呼吸道传入引起肺鼠疫。
- 鼠疫起病急骤，患者有畏寒发热，体温39~40℃，伴有恶心呕吐、头痛和四肢痛，颜面潮红，结膜充血。
- 鼠疫传染性强，病死率高。
- 鼠类和其他啮齿动物是主要传染源。猫、羊、兔、骆驼、狼、狐也可能成为传染源。
- 肺鼠疫患者是人类鼠疫的重要传染源，健康带菌者和恢复期带菌者也可以传播疾病。
- 人对鼠疫普遍易感，病后可获得持久免疫力。
- 预防接种可获得一定免疫力，降低易感性。

鼠疫疫苗

- 全细胞鼠疫死疫苗1946年首次用于人类，通常只有高危人群接受疫苗防护。鼠疫减毒活菌苗自1908年开始使用，对腺鼠疫有较好的免疫力，对肺鼠疫效果不佳。
- 每年接种一次，遇有疫情，疫区居民在第一次接种后6个月再接种一次。接种后10日开始产生免疫力，1个月达高峰，6个月后开始下降，1年后消失。

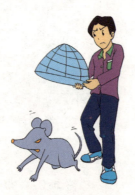

注意事项

1 鼠疫疫苗用于鼠疫的免疫预防，曾经得到广泛使用，但未证实它是一种可有效预防鼠疫的做法。在暴发情况下不建议将疫苗用于直接保护。

2 划痕接种局部可有轻微红肿，沿划痕线可有轻度浸润，于接种后24~30小时达高峰，以后逐渐消失。

3 偶有微热、不适、局部淋巴结轻度肿大，可自行消退，不需要任何处理。

4 皮上划痕用鼠疫疫苗误用于注射，可以引起严重临床反应，局部严重红肿，甚至无菌化脓、溃疡。全身反应有高热、局部淋巴结肿痛、头痛、不适。可对症治疗，或服用链霉素或磺胺类药。

四、其他疫苗　87

72. 五联疫苗

五联疫苗是指含有五种减毒或灭活的生物体、提纯的抗原联合配制而成的疫苗，用于预防多种疾病，或由同一生物体的不同种或不同血清型引起的疾病。五联疫苗绝对不是简单的组合疫苗，每种联合疫苗都是经过科学研究的独立疫苗。这里讲述的五联疫苗为预防 b 型流感嗜血杆菌、脊髓灰质炎病毒、白喉杆菌、百日咳杆菌、破伤风杆菌五种病原体感染的五联疫苗。

 五联疫苗

- 该联合疫苗现为二类疫苗，遵循知情、自愿、自费的原则接种。
- 作为联合疫苗，可以有效减少儿童接种次数，减少就诊次数，减少接种的痛苦和不良反应发生的概率。
- 本疫苗主要用于 2 月龄以上婴幼儿和儿童，免疫程序是在儿童 2、3、4 月龄进行 3 剂次基础免疫；在 18~24 月龄进行 1 剂次加强免疫；1、2、3 剂次之间剂次间隔不少于 28 天，在 12 月龄内完成 3 剂次基础免疫。

 注意事项

已知对该疫苗及其所含任何成分，包括辅料、抗生素严重过敏者和其他严重不良反应者，患急性疾病、严重慢性疾病、慢性疾病的急性发作期和发热者，患脑病、未控制的癫痫和其他进行性神经系统疾病者，注射吸附无细胞百日咳、白喉、破伤风联合疫苗后发生神经系统反应者禁止接种该疫苗。

极个别儿童接种后有轻微发热或注射部位有轻微发红，属于正常现象，一般不需要特殊处理即自行消退；如有严重反应及时就诊。

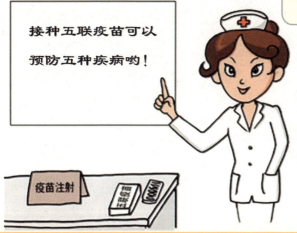

接种五联疫苗可以预防五种疾病哟！

73. 炭疽和皮上划痕人用炭疽活疫苗

皮上划痕人用炭疽活疫苗是一种用弱毒炭疽菌株制成的预防炭疽菌的疫苗，用于炭疽职业接触者的预防接种。

警示

急慢性淋巴结炎、严重皮肤病、急性传染病及活动性结核病人，有严重过敏史者、免疫缺陷及近期用免疫抑制剂治疗者禁止接种。

 炭疽

- 炭疽是由炭疽杆菌引起的动物源性传染病，主要发生于食草动物，特别是马、牛和羊。
- 人接触病畜和其产品而被感染。人与人之间的传播极少见。
- 皮肤炭疽表现为皮肤坏死和黑痂。
- 肺炭疽是致死性的而且诊断困难，病初有短期、非特异性流感样表现。
- 肠炭疽极少见，症状有发热、剧烈腹痛、腹泻、呕血和黑便，易并发败血症休克而死亡。
- 传染源主要为患病的食草动物，其次为猪和犬。它们的皮、毛、肉和骨粉均可携带病菌。
- 人普遍易感，特别是参与动物屠宰、制品加工的人员及兽医。病后可获得持久的免疫力。

 皮上划痕人用炭疽疫苗

- 主要接种对象为牧民、兽医、屠宰牲畜人员、制革及皮毛加工人员、炭疽流行区的易感人群及参加防治工作的专业人员。
- 于上臂外侧上部用75%乙醇棉球消毒皮肤，待干后，于消毒部位滴两滴疫苗，相距3~4 cm。一手将皮肤绷紧，另一手持消毒划痕针在每滴疫苗处"#"字划痕，每条痕长1~1.5 cm，以划破表皮微见间断小血点为度。再用同一划痕针涂压10余次，使疫苗充分进入划痕皮肤。

 注意事项

1 接种后局部应裸露5~10分钟，然后用干棉球擦净。

2 接种后24小时划痕局部应有轻微红肿、浸润，若无任何反应（包括创伤反应），应重新接种。

3 疫苗接种后1周开始产生免疫力，2周可达到保护水平，半年后开始下降，约可维持1年，故对有感染危险者应每年接种一次。

4 接种后有过度疲劳或过量饮酒，有时可能引起轻度发热或腋下淋巴结轻微肿大。因此，应注意休息，避免饮酒。

5 疫苗一经应于3小时内用完。为避免污染，剩余疫苗应按要求处置。

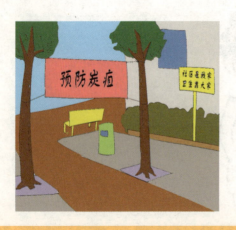

74. 手足口病和手足口病疫苗

2013年3月，针对手足口病这种主要侵害5岁以下儿童传染病的疫苗正在研发。肠病毒71型（EV71）是引起人类手足口病的主要病原，研发中的手足口病疫苗即指肠病毒71型灭活疫苗。肠病毒71型灭活疫苗将适用于半岁以上儿童。

手足口病

- 手足口病是一种由肠道病毒引起的儿童传染病，又名发疹性水疱性口腔炎。
- 引发手足口病的肠道病毒有20多种类型，其中以柯萨奇病毒A16型和肠道病毒71型最为常见。
- 该病以手、足和口腔黏膜疱疹或破溃后形成溃疡为主要临床症状。少数患儿可引起心肌炎、肺水肿、无菌性脑膜脑炎等并发症。个别重症患儿如果病情发展快，可导致死亡。
- 人对肠道病毒普遍易感，显性感染和隐性感染后均可获得特异性免疫力，持续时间尚不明确。病毒的各型间无交叉免疫。各年龄组均可感染发病，但以3岁以下年龄组发病率最高。
- 密切接触是主要的传播方式，也可经飞沫传播。
- 春夏是手足口病容易发生的季节，要讲究环境、食品和个人卫生。不喝生水、不吃生冷食物，饭前便后洗手，保持室内空气流通。尽量不要带婴幼儿去人群密集的场所。哺乳的母亲要勤洗澡、勤换衣服，喂奶前要清洗奶头。

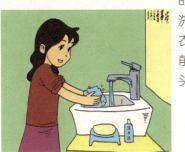

手足口病疫苗

- 2008年安徽阜阳暴发手足口病疫情时，一大批来自全国各地的医学工作者都集中到了阜阳，参与手足口病的调查和研究。
- 中国医学科学院医学生物学研究所研究人员从安徽阜阳一个手足口病重症患儿唾液中分离培养得到了病毒株，这个时候的毒株也叫野毒株。
- 要想用它生产疫苗，需要在细胞上进行适应传代。研究所在完成上述工作后，获得了一个适合疫苗生产用的FY-23K-B型毒株。
- 经过近两年的艰辛研究，中国医学科学院医学生物学研究所于2010年一次性拿到了疫苗的Ⅰ期、Ⅱ期和Ⅲ期临床试验研究批件，疫苗种类为灭活疫苗。
- 临床试验Ⅰ期和Ⅱ期，已于2011年年底完成。就Ⅰ期和Ⅱ期的临床试验结果来看，疫苗具有良好的免疫反应诱导效果，仅见少量极其轻微的局部反应，这证明疫苗的免疫原性和安全性都非常好。
- 2013年3月，我国有多家单位开展EV71灭活疫苗的研发工作，并已分别启动三期临床研究。
- 2014年，EV71疫苗完成临床试验，进入注册审评审批最后阶段。

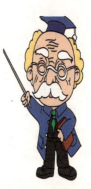

75. 黄热病和黄热病疫苗

黄热病是一种经蚊虫传播的病毒性出血热，在非洲和南美洲热带地区呈地方性流行。埃及伊蚊是城市中人与人之间黄热病病毒传播的媒介；而在热带丛林猴子间的传播及偶尔出现的由猴子到人之间的传播则是由其他几种不同的蚊种进行的。估计全球每年约有20万黄热病病例，其中有90%发生在欧洲。

警 示

1. 免疫缺陷症患者和免疫功能低下者禁用黄热病疫苗。
2. 严重心、肝、肾等慢性病患者，神经系统疾病患者禁用黄热病疫苗。
3. 发热及急性疾病患者禁用黄热病疫苗。
4. 有过敏史，尤其对鸡蛋过敏者禁用黄热病疫苗。
5. 孕妇、哺乳期及月经期女性禁用黄热病疫苗。

黄热病疫苗简介

- 黄热病疫苗使用黄热病病毒减毒株接种鸡胚，经研磨、离心，收获上清液并加适宜稳定剂后冻干而成。冻干疫苗为略带粉红色疏松体，溶解后为略带粉红色混浊液体。冻干保护剂主要成分为乳糖、山梨醇和氨基酸。
- 本品应于-20℃避光保存和运输。
- 目前我国使用的是黄热减毒活疫苗，复溶后有3.0 mL。
- 本品适用于进入或经过黄热病流行地区的人员。
- 小于6个月的小儿不宜接种。
- 全年均适宜接种。
- 注射前应先用生理盐水溶解。
- 溶解液应于1小时内用完。如果1小时内未用完，应丢弃剩余的药液。
- 本品应于上臂外侧三角肌附着处皮下注射。
- 每次注射0.5 mL。
- 每10年加强接种一次。

不良反应

- 接种疫苗后个别人有发热、头晕、荨麻疹，应注意观察，必要时给予适当治疗。
- 少数人注射后局部可出现疼痛、轻微肿胀，一般可于1~3天消退。

注意事项

1 开启疫苗瓶和注射时，勿使消毒剂接触疫苗。

2 疫苗加入生理盐水后，轻轻摇振可使其立即溶解。

3 疫苗不能完全溶解、疫苗瓶有裂纹、标签不清或过期失效等，均不得使用。

4 疫苗瓶一旦开启，应于1小时内用完。

5 本品为减毒活疫苗，不推荐在该病流行季节使用。

76. 森林脑炎和森林脑炎疫苗

森林脑炎是由森林脑炎病毒所致的中枢神经系统急性传染病。本病多见于森林地带，流行于春、夏季节，患者常为森林作业人员。森林脑炎病毒寄生于松鼠、野鼠等动物的血液中，通过吸血昆虫（蜱）叮咬传播给人。

警示

1. 发热、严重急性疾病、慢性疾病急性发作期禁用森林脑炎疫苗。
2. 患过敏性疾病、对抗生素或生物制品有过敏史者禁用森林脑炎疫苗。
3. 哺乳期、妊娠期女性禁用森林脑炎疫苗。

森林脑炎疫苗简介

- 森林脑炎疫苗是用森林脑炎病毒株接种于地鼠肾单层细胞，培养后收集病毒液，经灭活、纯化后加入氢氧化铝佐剂制成。
- 本品为乳白色混悬液，含硫柳汞防腐剂。
- 本品应于 2~8℃ 避光保存和运输。
- 本品适用于再有森林脑炎发生的地区居住及进入该地区的 8 周岁以上人员。
- 目前我国使用的森林脑炎纯化疫苗每瓶为 1.0 mL。
- 基础免疫为 2 针，于 0、14 天各注射一次，每次注射 1.0 mL。
- 以后可在流行季节前加强免疫一次，每次注射 1.0 mL。
- 接种部位为上臂外侧三角肌；接种途径为肌内注射。

不良反应

- 接种疫苗后不良反应一般轻微，个别有发热、头晕、荨麻疹、局部疼痛。
- 出现以上不良反应应注意观察，必要时给予适当治疗。

注意事项

1. 注射前应充分摇匀。
2. 疫苗混浊、变色、有异物及要不淡的沉淀，以及疫苗瓶有裂纹者，均不得使用。
3. 接种时，应备肾上腺素等药物，以备偶有发生的严重过敏反应急救时使用。
4. 接种后应观察 30 分钟方可离开接种场所。
5. 严禁冻结。

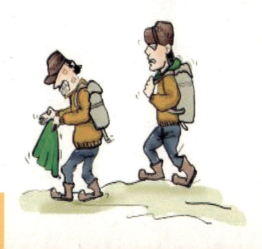

77. 乙型肝炎人免疫球蛋白

乙型肝炎人免疫球蛋白主要用于乙型肝炎的预防。

警示
1. 对免疫球蛋白过敏或有其他严重过敏史者禁用本品。
2. 有选择性 IgA 缺乏症者禁用本品。

乙型肝炎人免疫球蛋白简介

- 本品是高效价乙型肝炎表面抗体的健康人血浆制备而成。
- 为液体制剂，接近无色，可带乳光或为淡黄色澄明液体，含硫柳汞防腐剂。
- 丙种球蛋白占总蛋白质 90% 以上，主要成份为乙型肝炎人免疫球蛋白，辅料为葡萄糖、氯化钠、甘氨酸等。
- 本品应于 2~8℃避光保存和运输。
- 200 IU/支，2.0 mL。
- 本品含有高效价的乙型肝炎表面抗体，能与相应相原专一结合而起到被动免疫的作用。
- 适用于乙型肝炎表面抗原阳性的母亲及所生的婴儿；意外感染的人群；与乙型肝炎病毒携带者密切接触者。
- 本品只能肌内注射，不可经静脉途径给药。

不良反应

- 一般不会出现不良反应，少数人有红肿、疼痛，无须特殊处理，可自行恢复。
- 本品为人血液制品，虽然对原料血浆进行了相关病原体的筛查，并在生产过程中加入了去除和灭活病毒的措施，但理论上仍存在传播某些已知和未知病原体的潜在风险。

注意事项

1 如果出现摇不散的沉淀或异物、疫苗瓶有裂纹、标签不清或过期失效等，均不得使用。

2 本品一经开启，应一次使用完毕，不得分次使用或给第二个人使用。

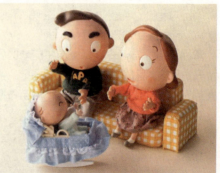

用法和用量

- 母婴阻断：乙型肝炎表面抗原阳性的母亲所生的婴儿出生 24 小时内注射本品 100 IU。
- 预防乙型肝炎：儿童一次注射量为 100 IU，成人为 200 IU；必要时可间隔 3~4 周再注射一次。
- 用于意外感染者：立即（最迟不超过 7 天）按体重注射，4~10 IU/kg；隔月再注射一次。

78. 细菌性痢疾和细菌性痢疾疫苗

我国兰州生物制品研究所利用基因工程技术，研制成功双价痢疾活疫苗，是目前世界上唯一获准生产的细菌性痢疾基因工程疫苗。

警 示
有免疫缺陷，免疫功能不全，严重胃肠道疾病，急性传染病，发热、心脏、肝脏、肾脏疾病者禁服本疫苗。

疫苗只可口服，不得注射。

细菌性痢疾

- 细菌性痢疾简称菌痢，是志贺菌属引起的传染病，因此也称志贺菌病。
- 本病全年散发，夏秋季可引起流行。
- 主要表现为腹泻、腹痛，排黏液脓血便及里急后重（便意急迫，但是又排不出大便）等。
- 患者和带菌者是传染源。
- 本病主要通过粪口途径传播，也可通过接触传播。
- 人群普遍易感，病后可获得一定免疫力，但是持续时间短，且各型之间无交叉免疫，因此易复发。
- 细菌性痢疾分四群，40多个血清型，但在我国主要流行群型是福氏和宋内氏菌。

细菌性痢疾疫苗

- 疫苗为口服活菌苗，不需要注射。
- 是专门针对我国痢疾菌流行特点而设计的，可以同时预防福氏2a和宋内氏两种细菌的感染。
- 以疫苗缓冲液溶解后，每人口服疫苗三次，每次间隔5~7天。年龄不同，口服剂量也不同。

注意事项

1 口服本疫苗一般无异常反应，个别人服苗后有轻微全身及胃肠道反应，偶有恶心、腹痛、稀便和胃肠道不适。

2 本品为减毒疫苗，切勿用加热的疫苗缓冲液或热开水服用。

3 疫苗一经打开或加入疫苗缓冲液后应在15分钟内服完。

细菌性痢疾认识误区

- 不是大病，吃点药就行了。其实，服药不当，就会延误病情，导致慢性细菌性痢疾或带菌，终身痛苦。
- 注意卫生，就不会得痢疾。现在人口流动大，与外界接触多，光靠自己注意，很难保证不得病。
- 没有后遗症。痢疾发病率高，绝对死亡率也高。

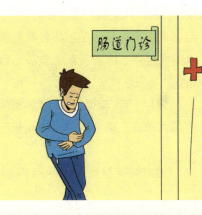

附录

附录1 扩大国家免疫规划实施方案

为贯彻温家宝总理在十届全国人大五次会议上提出的"扩大国家免疫规划范围,将甲肝、流脑等15种可以通过接种疫苗有效预防的传染病纳入国家免疫规划"的精神,落实扩大国家免疫规划的目标和任务,规范和指导各地科学实施扩大国家免疫规划工作,有效预防和控制相关传染病,制订本方案。

原则

扩大国家免疫规划按照"突出重点、分类指导,注重实效、分步实施"的原则实施。

内容

在现行全国范围内使用的乙肝疫苗、卡介苗、脊灰疫苗、百白破疫苗、麻疹疫苗、白破疫苗等6种国家免疫规划疫苗基础上,以无细胞百白破疫苗替代百白破疫苗,将甲肝疫苗、流脑疫苗、乙脑疫苗、麻腮风疫苗纳入国家免疫规划,对适龄儿童进行常规接种。

在重点地区对重点人群进行出血热疫苗接种;发生炭疽、钩端螺旋体病疫情或发生洪涝灾害可能导致钩端螺旋体病暴发流行时,对重点人群进行炭疽疫苗和钩体疫苗应急接种。

通过接种上述疫苗,预防乙型肝炎、结核病、脊髓灰质炎、百日咳、白喉、破伤风、麻疹、甲型肝炎、流行性脑脊髓膜炎、流行性乙型脑炎、风疹、流行性腮腺炎、流行性出血热、炭疽和钩端螺旋体病等15种传染病。

目标

(一)总目标。

全面实施扩大国家免疫规划,继续保持无脊灰状态,消除麻疹,控制乙肝,进一步降低疫苗可预防传染病的发病率。

(二)工作指标。

1.到2010年,乙肝疫苗、卡介苗、脊灰疫苗、百白破疫苗(包括白破疫苗)、麻疹疫苗(包括含麻疹疫苗成分的麻风疫苗、麻腮风疫苗、麻腮疫苗)适龄儿童接种率以乡为单位达到90%以上。

2.到2010年,流脑疫苗、乙脑疫苗、甲肝疫苗力争在全国范围对适龄儿童普及接种。

3.出血热疫苗目标人群的接种率达到70%以上。

4.炭疽疫苗、钩体疫苗应急接种目标人群的接种率达到70%以上。

接种要求

（一）接种时间。

1乙肝疫苗：接种3剂次，儿童出生时、1月龄、6月龄各接种1剂次，第1剂在出生后24小时内尽早接种。

2卡介苗接种1剂次，儿童出生时接种。

3脊灰疫苗接种4剂次，儿童2月龄、3月龄、4月龄和4周岁各接种1剂次。

4百白破疫苗：接种4剂次，儿童3月龄、4月龄、5月龄和18—24月龄各接种1剂次。无细胞百白破疫苗免疫程序与百白破疫苗程序相同。无细胞百白破疫苗供应不足阶段，按照第4剂次至第1剂次的顺序，用无细胞百白破疫苗替代百白破疫苗；不足部分继续使用百白破疫苗。

5白破疫苗：接种1剂次，儿童6周岁时接种。

6麻腮风疫苗（麻风、麻腮、麻疹疫苗）：目前，麻腮风疫苗供应不足阶段，使用含麻疹成分疫苗的过渡期免疫程序。8月龄接种1剂次麻风疫苗，麻风疫苗不足部分继续使用麻疹疫苗。18~24月龄接种1剂次麻腮风疫苗，麻腮风疫苗不足部分使用麻腮疫苗替代，麻腮疫苗不足部分继续使用麻疹疫苗。

7流脑疫苗：接种4剂次，儿童6—18月龄接种2剂次A群流脑疫苗，3周岁、6周岁各接种1剂次A+C群流脑疫苗。

8乙脑疫苗乙脑减毒活疫苗接种2剂次，儿童8月龄和2周岁各接种1剂次。乙脑灭活疫苗接种4剂次，儿童8月龄接种2剂次，2周岁和6周岁各接种1剂次。

9甲肝疫苗：甲肝减毒活疫苗接种1剂次，儿童18月龄接种。甲肝灭活疫苗接种2剂次，儿童18月龄和24—30月龄各接种1剂次。

10出血热疫苗出血热疫苗：接种3剂次，受种者接种第1剂次后14天接种第2剂次，第3剂次在第1剂次接种后6个月接种。

11炭疽疫苗炭疽疫苗接种1剂次，在发生炭疽疫情时接种，病例或病畜的直接接触者和病人不能接种。

12钩体疫苗钩体疫苗接种2剂次，受种者接种第1剂次后7~10天接种第2剂次。疫苗免疫程序见附表。

（二）接种对象。

1现行的国家免疫规划疫苗按照免疫程序，所有达到应种月（年）龄的适龄儿童，均为接种对象。

2．新纳入国家免疫规划的疫苗，其接种对象为规定实施时间起达到免疫程序规定各剂次月（年）龄的儿童。

3．强化免疫的接种对象按照强化免

疫实施方案确定。

4．出血热疫苗接种为重点地区16—60岁的目标人群。

5．炭疽疫苗接种对象为炭疽病例或病畜的间接接触者及疫点周边高危人群。

6．钩体疫苗接种对象为流行地区可能接触疫水的7—60岁高危人群。

 实施范围

扩大国家免疫规划覆盖全国31个省、自治区、直辖市及新疆生产建设兵团。

乙肝、卡介苗、脊灰、百白破、流脑、白破等疫苗在全国范围实施。

乙脑疫苗除西藏、青海、新疆及新疆生产建设兵团外，在其他省、自治区、直辖市全面实施。西藏、青海、新疆及新疆生产建设兵团是否开展乙脑疫苗接种工作，由上述地区卫生厅局确定后报卫生部。

甲肝疫苗、麻腮风、无细胞百白破等疫苗因暂不能满足全部适龄儿童接种，省级卫生行政部门（含新疆生产建设兵团卫生局，下同）根据年度中央专项资金安排计划、疾病流行情况以及实施的可行性等，选择实施地区和实施对象。随着疫苗供应量的增加，逐步扩大实施范围。

脊灰疫苗和麻疹疫苗强化免疫的实施范围按照强化免疫实施方案确定。

出血热疫苗根据疫情情况确定实施省份。炭疽疫苗、钩体疫苗在发生炭疽、钩端螺旋体病疫情或发生洪涝灾害可能导致钩端螺旋体病暴发流行时进行应急接种。

 实施措施

加强领导，组织实施扩大国家免疫规划。地方各级卫生行政部门要把实施扩大国家免疫规划作为当前工作重点，切实加强领导。要制订本地区扩大国家免疫规划的具体实施计划，并在当地人民政府的领导下，会同财政、发展改革、教育、食品药品监管等有关部门，组织落实好扩大国家免疫规划工作。

广泛宣传，提高公众对扩大国家免疫规划的认识。要积极发挥社会各方面力量，充分利用广播、电视、报纸、网络等多种形式，大力宣传国家免疫规划政策和成就，以及实施免疫规划保护公众健康的重要意义。开展经常性宣传与"4.25"预防接种日宣传活动，广泛普及预防接种知识，提高全社会参与国家免疫规划工作的积极性和主动性，营造全社会参与实施国家免疫规划的氛围。

加强队伍建设，提高执行国家免疫规划的能力。地方各级卫生行政部门要根据实施扩大国家免疫规划工作任务，加强免疫规划相关机构和队伍的建设，合理规划和设置接种单位，调整和充实免疫规划专业人员和基层接种人员。制定培训计划，做好免疫规划专业人员、基层接种人员和医疗机构相关人员的培训工作，提高业务水平和服务能力。各级疾病预防控制机构要加强实施扩大国家免疫规划工作的技术指导。

完善免疫服务形式，规范预防接种行为，提高免疫服务质量。根据扩大国家免疫规划工作内容和要求，结合当地实际情况，调整免疫服务形式，增加服务次数，确保适龄儿童及时得到预防接种服务。加强预防接种服务管理，严格按照《预防接种工作规范》的相关规定和新的免疫程序开展预防接种。强化边远、贫困地区和流动儿童的预防接种工作，努力提高接种率。积极配合教育部门做好儿童入托、入学预防接种证查验工作。加快儿童预防接种信息管理系统建设，为实施扩大国家免疫规划提供信息支持。

加强冷链建设，保障国家免疫规划疫苗冷链运转。要根据实施扩大国家免疫规划的需要扩充冷链容量，完善冷链建设、补充和更新机制。疾病预防控制机构、接种单位要按照《疫苗储存和运输管理规范》的要求，严格实施疫苗的冷链运转，做好扩大国家免疫规划疫苗的储存、运输、使用各环节的冷链监测和管理工作。

严格规范专项资金的使用管理。严格按照公共卫生专项资金管理规定使用扩大国家免疫规划专项资金，保证专款专用。切实加强疫苗和注射器登记、使用和管理，及时核拨乡村医生和其他预防保健人员的接种补助经费。各省、自治区、直辖市和新疆生产建设兵团每年10月底前将下一年度国家免疫规划疫苗及配套注射器年度需求计划报中国疾病预防控制中心。中国疾病预防控制中心汇总整理后报卫生部。扩大国家免疫规划疫苗品种的选择和采购方式，按照卫生部、财政部有关规定执行。

督导评估

地方各级卫生行政部门要经常组织对辖区内落实扩大国家免疫规划情况进行督导评估，制订科学的督导评估方案，省、市、县逐级定期开展督导和评估活动，及时发现问题并予以解决，督促指导各项措施落到实处。卫生部将定期对各地国家免疫规划实施情况进行考核评价。

附录2 河南省扩大国家免疫规划相关知识

河南省扩大国家免疫规划实施内容

在现行免疫规划范围内使用的乙肝疫苗、卡介苗、脊灰疫苗、百白破疫苗、麻疹疫苗、白破疫苗等6种国家免疫规划疫苗基础上,以无细胞百白破疫苗替代百白破疫苗,将甲肝疫苗、流脑疫苗、乙脑疫苗、麻腮风疫苗纳入国家免疫规划,对适龄儿童进行常规接种。

2、炭疽疫苗和钩体疫苗由省级应急储备,发生炭疽和钩端螺旋体病疫情时,对重点人群进行应急接种。

通过接种上述疫苗,预防乙型肝炎、结核病、脊髓灰质炎、百日咳、白喉、破伤风、麻疹、甲型肝炎、流行性脑脊髓膜炎、流行性乙型脑炎、风疹、流行性腮腺炎、炭疽和钩端螺旋体病等14种传染病。

疫苗接种时间

乙肝疫苗:接种3剂次,儿童出生时、1月龄、6月龄各接种1剂次,第1剂次在出生后24小时内尽早接种。

卡介苗:接种1剂次,儿童出生时接种。

口服脊髓灰质炎病毒活疫苗:接种4剂次,儿童2月龄、3月龄、4月龄和4周岁各接种1剂次。

百白破疫苗:接种4剂次,儿童3月龄、4月龄、5月龄和18—24月龄各接种1剂次。无细胞百白破疫苗免疫程序与百白破疫苗程序相同。

白破疫苗:接种1剂次,儿童6周岁时接种。

麻腮风疫苗(麻风、麻腮、麻疹疫苗):麻腮风疫苗供应不足阶段,使用含麻疹成分疫苗的过渡期免疫程序。8月龄接种1剂次麻风疫苗。18—24月龄接种1剂次麻腮风疫苗。

流脑疫苗:接种4剂次,儿童6~18月龄接种2剂次A群流脑疫苗,3周岁、6周岁各接种1剂次A+C群流脑疫苗。

乙脑减毒活疫苗:乙脑减毒活疫苗接种2剂次,儿童8月龄和2周岁各接种1剂次。

甲肝减毒活疫苗:甲肝减毒活疫苗接种1剂次,儿童18月龄接种。

皮上划痕人用炭疽活疫苗:皮上划痕人用炭疽活疫苗接种1剂次,在发生炭疽疫情时应急接种,病例或病畜的直接接触者和病人不能接种。

钩端螺旋体疫苗:钩端螺旋体疫苗接种2剂次,受种者应急接种第1剂次后7~10天接种第2剂次。

接种对象

现行的国家免疫规划疫苗按照免疫程序,所有达到应种月(年)龄的适龄儿童,均为接种对象。

新纳入国家免疫规划的疫苗,其接种对象为规定实施时间起,达到免疫程序规定各剂次月(年)龄的儿童。

皮上划痕人用炭疽活疫苗应急接种对象为炭疽病例或病畜的间接接触者及疫点周边高危人群。钩体疫苗应急接种对象为流行地区可能接触疫水的7~60岁高危人群。

附录3 预防接种证相关知识

大家都知道,身份证是公民的有效证件。预防接种证是个人预防接种记录的有效证明。《中华人民共和国传染病防治法》明确规定:国家对儿童实行预防接种证制度。

持预防接种证,可以在任何预防接种点为适龄儿童接种国家免疫规划规定的免费疫苗。

所有外出务工或较长时间带儿童外出的家长要记住携带预防接种证,以便在临时居住地的预防接种单位为儿童及时接种免疫程序中规定的疫苗。

在办理出国手续时,许多国家规定必须提供有效的预防接种证明。预防接种证应妥善保管,如遗失或损坏应及时到发证机关办理补证手续。

办理预防接种证的时间和地点

儿童出生后1个月内,儿童家长或监护人应携带儿童出生时医院提供的《新生儿首剂乙肝疫苗和卡介苗接种登记卡》到其居住地预防接种单位建立儿童预防接种证,未按期建立或遗失者应及时补办。

预防接种证的保管

儿童家长或监护人要妥善保管预防接种证。每次接种时必须携带此证,并按预防接种通知单或者预约日期到制定预防接种单位给儿童接种疫苗。

每次接种后,一定要看看,接种医生是否将接种疫苗的名称、时间、批号等信息记录清楚。

有些地方已经实行了预防接种IC(电子)卡,其中记录了儿童预防接种信息,IC卡也需要在接种时携带并妥善保存。

入托入学查验预防接种证

我国明确规定,托幼机构、学校在办理入托、入学手续时,要实行查验预防接种证制度。如果无预防接种证或未按预防接种国家免疫规划疫苗的儿童应及时补证、补种后才能够入托、入学。

附录 4 认识人感染 H7N9 禽流感

流感病毒可分为甲（A）、乙（B）、丙（C）三型。其中，甲型流感依据流感病毒血凝素蛋白（HA）的不同可分为 1~16 种亚型，根据病毒神经氨酸酶蛋白（NA）的不同可分为 1~9 种亚型，HA 不同亚型可以与 NA 的不同亚型相互组合形成不同的流感病毒。而禽类特别是水禽，是所有流感病毒的自然宿主，H7N9 禽流感病毒是其中的一种。H7N9 亚型流感病毒既往仅在禽间发现，在荷兰、日本及美国等地曾发生过禽间暴发疫情，但未发现过人的感染情况。

人感染 H7N9 禽流感是由 H7N9 亚型禽流感病毒引起的急性呼吸道传染病，该病毒为新型重配病毒，其内部基因来自于 H9N2 禽流感病毒。目前该病传染源尚不明确，根据以往经验，推测可能为携带 H7N9 禽流感病毒的禽类及其分泌物或排泄物。潜伏期一般为 7 天以内；主要经呼吸道传播，也可通过密切接触感染的禽类分泌物或排泄物等被感染；直接接触病毒也可被感染；现尚无人与人之间传播的确切证据。主要高危人群为从事禽类养殖、销售、宰杀、加工业者，以及在发病前 1 周内接触过禽类者。

患者一般表现为发热、咳嗽等流感样症状，重症患者病情发展迅速，表现为重症肺炎，体温大多持续在 39℃以上。基因序列分析显示，该病毒对神经氨酸酶抑制剂类抗流感病毒药物（如达菲）敏感。目前国内外尚无针对 H7N9 禽流感病毒的疫苗。

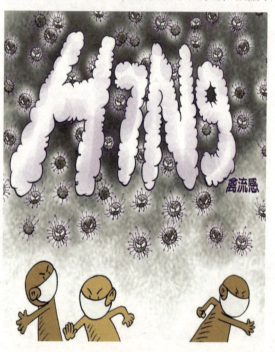

人感染 H7N9 禽流感的主要临床表现

目前确诊病例的主要临床表现为典型的病毒性肺炎，起病急，病程早期均有高热（38℃以上），咳嗽等呼吸道感染症状。起病 5~7 天出现呼吸困难，重症肺炎并进行性加重，部分病例可迅速发展为急性呼吸窘迫综合症并死亡。

人感染 H7N9 的风险

目前,仅在局部地区发现少数病例,病例的密切接触者经医学观察未发现续发病例。根据目前有限证据推测,公众感染该病毒的风险较低,尚未证实该病毒具有人传人的能力。

针对 H7N9 禽流感病毒的治疗方法

基因序列分析显示,该病毒对神经氨酸酶抑制剂类抗流感病毒药物敏感。根据其他型别流感抗病毒治疗的经验,发现后早期使用神经氨酸酶抑制剂类抗流感病毒药物可能是有效的,但对人类新发现的 H7N9 禽流感病毒的特异性治疗手段仍需观察研究。目前尚无针对 H7N9 禽流感病毒的疫苗。

个人如何避免感染甲型 H7N9 禽流感?

良好的个人卫生习惯和食品安全措施是预防甲型 H7N9 等多种传染病的前提。①加强体育锻炼,注意补充营养,保证充足的睡眠和休息,以增强抵抗力。②勤洗手,接触鸡鸭鹅或鸟以后、吃饭以前要用肥皂和清洁水洗手。打喷嚏、咳嗽时,要用纸巾掩盖口鼻。③吃熟食,禽类的蛋和肉要煮熟、煮透后再吃。④勤通风,加强室内空气流通,不去人群拥挤的场所。⑤妥善处理病死禽,不宰杀、不买卖病死的鸡鸭鹅;病死的鸡鸭鹅要深埋(不要随意丢弃)。⑥早就医,如果出现发烧及咳嗽等急性呼吸道症状,尤其是高热、呼吸困难者,应及时就医。

预防 H7N9 禽流感

养成健康的生活方式:平时注重体育锻炼,避免过度劳累;不吸烟,勤洗手,打喷嚏或咳嗽时捂住口鼻。

房间勤通风,勤打扫:使用可清洗的地垫,避免使用难以清洗的地毯;保持地面、天花板、家具及墙壁的清洁,确保排水道通畅;每天开窗通风两次,每次至少 10 分钟,或使用抽气扇保持空气流通;尽量少去空气不流通的场所和人员密集的地方。

注意营养、保持良好体质。

注意饮食卫生:进食禽肉、蛋类等要彻底煮熟;加工、保存食物要注意生、熟分开;养成良好的卫生习惯,搞好厨房卫生,不生食禽肉、内脏、鸡蛋等;解剖活(死)家禽、家畜后要彻底洗手。

避免与禽类接触:发生疫情时,应尽量避免与禽类接触,尤其是儿童应避免接触家禽和野禽。

注意消毒:注意生活用具的消毒处理。禽流感病毒不耐热,100℃下 1 分钟即可灭活;对干燥、紫外线照射、含氯消毒液等敏感。

发热及时就医:一旦出现发热、咳嗽等急性呼吸道感染症状,尤其是出现高热、呼吸困难者,应及时就医。同时要用纸巾、手帕掩盖口鼻,预防感染他人。就医时,要切记告诉医生发病前有无外出旅游或与禽类接触史。

附录5 心肺复苏法

当发生触电、猝死、溺水、窒息、中毒、休克或其他危及生命的情况时，在确定患者呼吸、脉搏、心跳停止的情况下，要及时进行人工呼吸和胸外心脏按压等心肺复苏抢救，尽可能挽救患者生命。

警示

遇到心跳、呼吸停止的患者，在医生到达之前，我们要抓住宝贵时间，立即进行心肺复苏。"时间就是生命"，这是最贴切的形容。

 及时抢救

及时抢救可以挽救心跳、呼吸停止患者的生命，不能一味等待救护车或医护人员的到来。在及时抢救的同时，应拨打急救电话等待救护人员的到来。

 自己如何做

1 **拨打急救电话**。发现患者后，在开始急救之前，应及时拨打"120"急救电话。

2 **胸外心脏按压**。患者仰卧在平地或硬板上，施救者跪于患者一侧。按压的部位在患者胸部的中央，胸骨的中下部（双侧乳头连线）。施救者双臂伸直，双手重叠，手指与手指交叉，将一只手手掌根部置于上述按压部位上用力向下按压。

按压深度：成年患者胸廓下陷至少5厘米，儿童约为5厘米，婴儿约为4厘米。切记施救者的手指一定要抬离患者的胸部，仅靠施救者手掌根部的力量向下按压，以免用力不正确，造成患者的肋骨骨折。按压速度为每分钟至少100次，按压与放松时间需相等。心脏按压30次（约18秒），进行2次人工呼吸。

3 **人工呼吸**。清除患者口中异物，一手按住前额，另一只手托起下颌，使头后仰，施救者按压患者前额的手的拇指、食指捏紧患者鼻孔，用自己的嘴唇包紧患者的嘴唇，向患者口内吹一口气，吹气幅度以见到患者胸廓有起伏即可，吹气后，松开手指，用上述同样的方法吹第二口气。

 注意事项

发现患者后，应先进行30次胸外心脏按压，而后进行2次人工呼吸。心脏按压与人工呼吸交替进行，在急救专业救援人员到达之前，尽量避免中断或暂停心脏按压和人工呼吸。对于成年患者，心脏按压与人工呼吸的比例，无论单人或双人施救，都按照30：2的比例进行；儿童年幼婴儿，单人按照30：2的比例进行，双人按15：2比例进行。

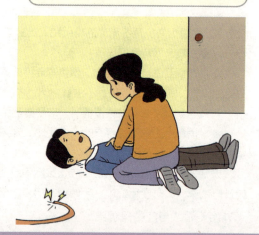

实用技巧

1 尽早进行有效的心肺复苏术，可大大提高心脏骤停的抢救成功率。

2 实施心肺复苏法时，应让患者仰卧在平地或硬板上。

3 进行胸外心脏按压时，只用掌根部，手指不要按压患者的胸肋部位，以免造成肋骨骨折。

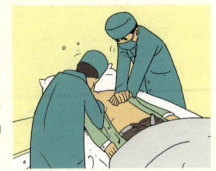

4 拨打"120"急救电话求救，尽早让急救人员到现场实施专业抢救。

5 条件允许的情况下，建议进行5个周期（约2分钟）的心脏按压和人工呼吸后，更换一名施救人员，以保证按压的质量和效果；心肺复苏术应持续进行，尽量不要频繁中断或暂停，直到患者恢复呼吸、脉搏，或有专业急救人员到达现场为止。

寻求进一步医疗建议

成功的心肺复苏只是让患者脱离生命危险的第一步，还需要针对具体疾病和病因，做好进一步检查和治疗，排除隐患。